プチナース

＼動画で学ぼう！／
看護学生のための
入学前ワーク

理科・数学・国語・社会を看護の視点でおさらい

編集　プチナース編集部

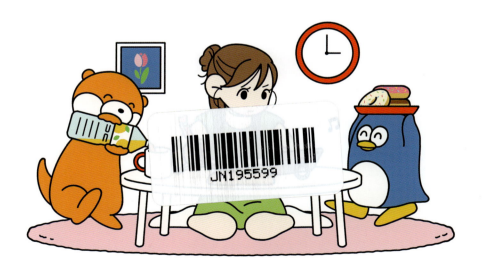

照林社

● 動画の配信には、Web ツール「Vimeo」を利用しています。ご利用の機器や通信環境等により、
　動画が視聴できない場合があります。詳細は Vimeo の Web サイト（https://vimeo.com/）で
　「視聴・閲覧・アプリのシステム条件」をご確認ください。

● 動画視聴期限は、最終版の発行から 5 年間を予定しています。なお、予期しない事情により
　配信を終了および中断する場合があります。

● 本書の動画は著作権法その他の法令によって保護されており、資料および動画配信ページの
　URL の転送、リンク先動画の翻訳、複写、改変、二次使用、再配布は固く禁じます。

● インターネット通信料はお客様のご負担になります。動画のご利用状況によりパケット通信料
　が高額になる場合があります。

本書の特長と使いかた

春からは私たち看護学生だね！
どんなことを学ぶんだろう？

きっと
むずかしいよね……

この本で今までに勉強した内容
をおさらいしておけば大丈夫！

Step 1
 動画をみる

各テーマのQRコード※をスマートフォンなどタブレット端末のカメラで読み取って、解説動画をみてみましょう

Step 2
 問題を解く

解説動画をもとにワークブックの空欄を埋め、重要なポイントを押さえましょう。「問題にチャレンジ！」では、選択問題や計算問題などさまざまな形式で、おさらいした内容を確認できます

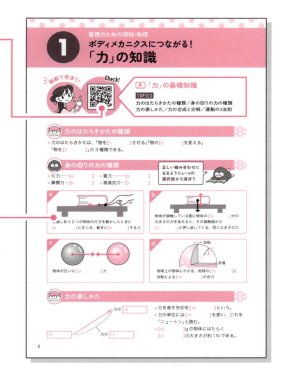

問題の解答は、
こちらのURL、または
QRコードからチェック！
https://www.shorinsha.co.jp/news/n113134.html

学生生活がイメージできる
コラムもあるよ

これなら最後まで
やりきれるかも……！

みんなでいっしょに毎日
やってみよう！

※QRコードは（株）デンソーウェーブの登録商標です

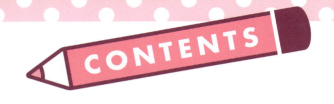

本書の特長と使いかた ・・ i
どこまで終わった？ 学習進捗チェックシート ・・・・・・・・・・・・・・・・・・・・・・・・・ iv

PART 1 看護のための理科

物理
1 ボディメカニクスにつながる！ 「力」の知識 ・・・・・・・・・・・・・・・・・・・・・・ 2
2 血圧、注射、酸素ボンベにつながる！ 仕事量、圧力 ・・・・・・・・・・・・・ 8

化学
3 生理学、病理学につながる！ 物質の成り立ち ・・・・・・・・・・・・・・・・・・・ 12
4 医療ガスにつながる！ 物質の種類 ・・・・・・・・・・・・・・・・・・・・・・・・・・・・・ 16
5 ドライアイス、注射用水につながる！ 物質の状態変化 ・・・・・・・・・・・ 18
6 代謝、栄養学につながる！ 物質の化学変化と化学反応式 ・・・・・・・・ 20
7 医薬品濃度の計算、臨床検査につながる！ 物質にまつわるさまざまな定義 ・・・ 22
8 生理食塩水、電解質につながる！ イオン ・・・・・・・・・・・・・・・・・・・・・・・ 26
9 酸塩基平衡につながる！ 酸・塩基（アルカリ）と中和 ・・・・・・・・・・・ 28

生物
10 解剖学の基礎、浸透圧につながる！ 細胞 ・・・・・・・・・・・・・・・・・・・・・・・ 30
11 ゲノム、遺伝性疾患につながる！ 生殖・遺伝 ・・・・・・・・・・・・・・・・・・・ 32
12 解剖生理につながる！ 「人体」の知識①（呼吸器／循環器／消化器） ・・・・ 36
13 解剖生理につながる！ 「人体」の知識②（腎臓と泌尿器／脳・神経／骨・筋肉） ・・・ 50

PART 2 看護のための数学

1 BMI計算、ネーゲレ概算法につながる！ 数の種類・表現と四則計算 ・・・・ 62
2 看護研究、統計、バイタルサインの評価につながる！ 平均 ・・・・・・・・・・・・ 68
3 輸液・点滴の計算につながる！ 単位量当たりの大きさ（速度、密度） ・・・・ 70
4 希釈・注射薬の計算につながる！ 割合・濃度・比 ・・・・・・・・・・・・・・・ 74

PART 3 看護のための国語

1 教科書・参考書の読解、看護記録につながる！ **漢字の読み書き** ……… 80

2 実習先での言葉づかい、看護記録につながる！ **言語表現と敬語** ……… 84

PART 4 看護のための社会

1 環境と未来につながる！ **現代社会の基礎知識** ……… 90

2 みんなを支える仕組みにつながる！ **社会保障制度** ……… 92

3 ダイバーシティにつながる！ **人権の基礎知識** ……… 96

4 いのちの尊重につながる！ **医療・生命にかかわる倫理** ……… 100

5 健康な社会づくりにつながる！ **公衆衛生** ……… 102

資料

日常的に使う主な単位 ……… 35

単位の接頭語／単位と接頭語の組み合わせかた ……… 60

昭和・平成・令和 できごと年表 ……… 104

SPECIAL COLUMN

看護師になるまでにはどんな段階があるの？ ……… 15

レポート作成のコツ ……… 25

著作権についての注意点 ……… 49

実習ってどんな種類があるの？ ……… 59

看護学生としてのマナーと身だしなみ ……… 73

SNSの使用と個人情報の取り扱い ……… 78

看護師国家試験について ……… 99

就職活動の流れ ……… 107

[装丁・本文デザイン]	山崎平太（ヘイタデザイン）
[DTP]	すずきひろし
[カバーイラスト]	グランピーちゃん
[本文イラスト]	グランピーちゃん、中村知史、Igloo*dining*
[メディカルイラスト]	今﨑和広
[編集協力]	山本真土、株式会社ダブル ウイング

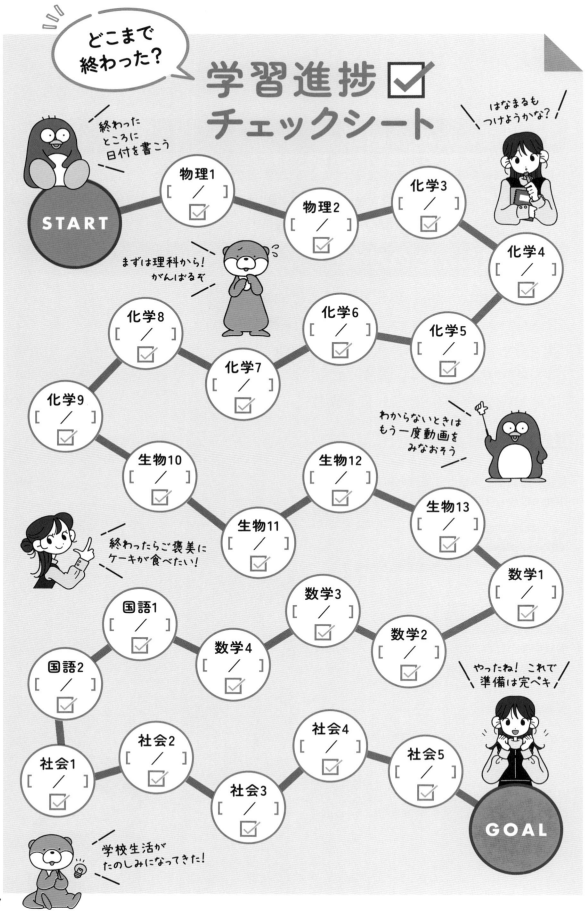

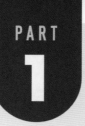

PART 1

看護のための理科

ボディメカニクスや解剖生理など、看護を学んでいくと、
理科の知識が役立つ場面がたくさんあります！
物理・化学・生物を、看護の視点からいっしょにおさらいしましょう

CONTENTS

- 2　**物理**
- 12　**化学**
- 30　**生物**

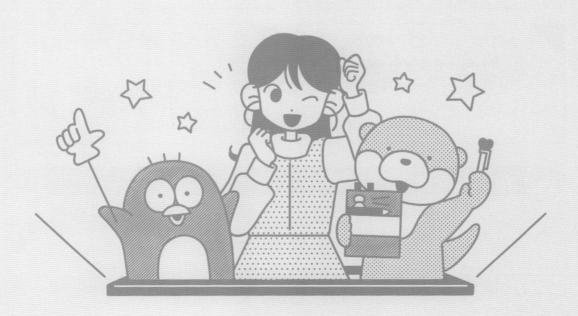

看護のための理科・物理

1 ボディメカニクスにつながる！「力」の知識

動画で学ぼう！

Check!

▶「力」の基礎知識

TOPICS
力のはたらきかたの種類／身の回りの力の種類
力の表しかた／力の合成と分解／運動の3法則

力のはたらきかたの種類

- 力のはたらきかたは、「物を[1.　　　]させる」「物の[2.　　　]を変える」「物を[3.　　　]」の3種類である。

身の回りの力の種類

- 引力……[4.　　　]　重力………[5.　　　]
- 摩擦力…[6.　　　]　垂直抗力…[7.　　　]

正しい組み合わせになるようにa〜dの選択肢から選ぼう

a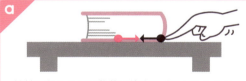
接触しあう2つの物体の片方を動かしたときに[8.　　]に生じる、動きに[9.　　]する力

b
物体が接触している面に物体の[10.　　]分の大きさの力を加えると、その接触面から[11.　　]に押し返してくる、同じ大きさの力

c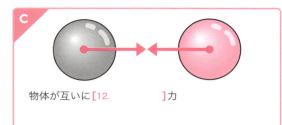
物体が互いに[12.　　]力

d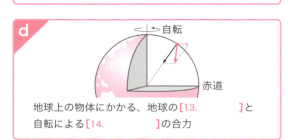
地球上の物体にかかる、地球の[13.　　]と自転による[14.　　]の合力

力の表しかた

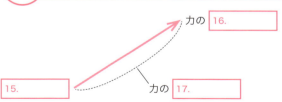
力の [16.　　]
[15.　　]
力の [17.　　]

- 力を表す矢印を[18.　　]という。
- 力の単位には[19.　　]を使い、これを「ニュートン」と読む。
- [20.　　]gの物体にはたらく[21.　　]の大きさが約1Nである。

力の合成と分解

- 力の[22.　　]とは、[23.　　　　]にはたらく複数の力を合わせて1つの力にすることで、この1つになった力を[24.　　]といい、力の数が2つの場合、以下の3つのパターンがある。

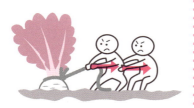
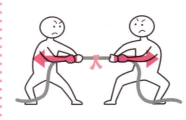
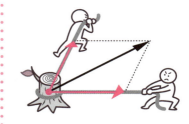

❶ 2つの力の方向が
　[25.　　]

❷ 2つの力の方向が
　[26.　　]

❸ 2つの力の方向が
　[27.　　]

- ❸の合力をベクトルで表すと、下のようになる。

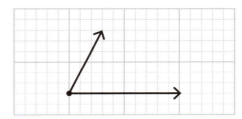

- 力の[28.　　]とは、[29.　　　　]にはたらく1つの力を複数の力に分けることである。これらを[30.　　]という。
- 力がつり合っているとき、合力の大きさは[31.　　]である。

問題にチャレンジ！

2つの力を合成して、合力をベクトルで作図してください。

(1) 　　　　　　　　　　　　　　(2)

合力を点線の方向に分解して、2つの分力を作図してください。

(3) 　　　　　　　　　　　　　　(4)

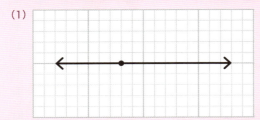

運動の3法則

- 第1法則：[32.　　　]の法則…外から力を加えられない限り、静止している物体は[33.　　　]、運動している物体は[34.　　　]運動を続ける。
- 第2法則：[35.　　　]の法則…物体は外から力が加えられると、その力の向きに動き始める、またはより[36.　　　]動く。この速度変化を[37.　　　]という。その大きさは力の大きさに[38.　　　]し、物体の質量に[39.　　　]する。
- 第3法則：[40.　　　]・[41.　　　]の法則…物体Aから物体Bに力がはたらくとき、物体Bからも物体Aに力がはたらく。2つの力の大きさは[42.　　　]、[43.　　　]は同じ直線上にあり、向きは[44.　　　]である。

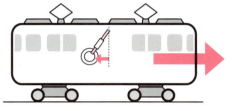

第1法則 [45.　　　]の法則

目の前にある電車が右に急発進したとき、つり革が元の位置に留まろうとするため、左に傾きながら進んでいるように見える。

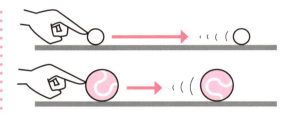

第2法則 [46.　　　]の法則

テニスボールとピンポン玉を同じ力の大きさで転がすとピンポン玉のほうが軽いので早く進む。

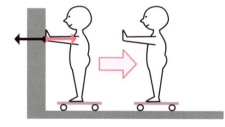

第3法則 [47.　　　]・[48.　　　]の法則

壁を押すと、壁から押し返される。力の大きさは押した力と等しく、作用点は同じ直線上にあり、向きは反対方向である。

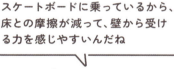

スケートボードに乗っているから、床との摩擦が減って、壁から受ける力を感じやすいんだね

COLUMN
どうして今、物理をおさらいしておくの？

　物理の授業では、力学、電磁気学、熱力学、波動、流体の5つのテーマについて学びます。力学は、物体にはたらく力や、その力によって生じる運動について研究する学問です。一見看護にはあまり関係ないように思えるかもしれませんが、このあと学ぶ「力のモーメント」や「てこの原理」を知っておくと、患者さんにも自分にも負担の少ない方法で移乗介助や体位変換を行えます。また、圧力の知識は、血圧や点滴、注射などの理解につながります。力学以外にも、パルスオキシメーターの仕組みや放射線とレントゲンの関係についてなど、物理の基礎知識が役立つ場面は決して少なくありません。「どうしてそうなのか」を理解しておくことが、「どうすればよいか」を思いつくための第一歩になります。

ボディメカニクスに役立つ知識

TOPICS
力のモーメント／てこの原理／ボディメカニクス

力のモーメント

- 力のモーメントとは、物体を[1.　　　]させるはたらきのことである。
- [2.　　　]する物体には、[3.　　　]があり、[4.　　　]ともいう。
- [5.　　　]と[6.　　　]を結ぶ直線に[7.　　　]な向きの力を加えても、物体は[8.　　　]しない。
- 力のモーメント＝[9.　　　　　　　]×[10.　　　　　　　]

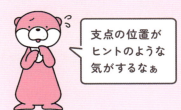

問題にチャレンジ！

外出しようとするとき、外開き・左勝手の扉を最も小さな力で開けることができる力の作用点の位置は、a〜fのうちどこでしょうか。

[11.　　　]

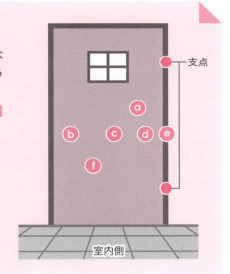

支点の位置がヒントのような気がするなぁ

てこの原理

- てこの原理とは、[12.　　　]力を[13.　　　]力に変える法則である。
- [14.　　　]…てこの回転の中心となる位置
- [15.　　　]…てこに力を加える位置
- [16.　　　]…目的のものにてこが力をかける位置
- [17.　　　]と[18.　　　]の距離を短くし、[19.　　　]と[20.　　　]の距離を長くすると、重い物を小さな力で持ち上げることができる。

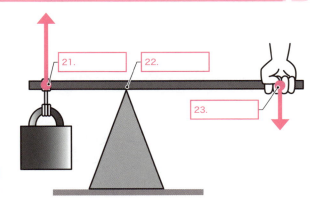

21.　22.　23.

- てこには以下の3種類がある。
第1種…支点が力点と作用点の間にある
第2種…作用点が支点と力点の間にある
第3種…力点が支点と作用点の間にある

次の道具の支点・力点・作用点の位置と、てこの種類を考えてみよう

第[24.　　]種

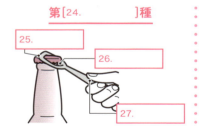

25.
26.
27.

第[28.　　]種

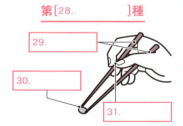

29.
30.
31.

第[32.　　]種

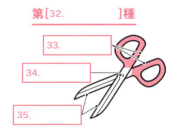

33.
34.
35.

問題にチャレンジ！

車いすで段差を乗り越えるとき、てこの原理を利用するためにティッピングレバーを踏み、前方を持ち上げます。このときの支点、力点、作用点を図に書き込んでみましょう。

36.
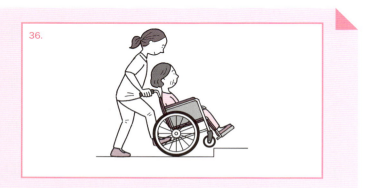

ボディメカニクス

- 看護におけるボディメカニクスとは、[37.　　]、[38.　　]、[39.　　]などの力学的な相互関係を取り入れた、身体にかかる負担を抑え、[40.　　]の力で介助するための技術である。
- おもなボディメカニクス実践のポイントを以下にまとめる。

❶ 患者さんの身体を[41.　　]

患者さんがベッドに触れる部分を少なくすることで、[42.　　]を減らす。

❷ [44.　　]を広くとる

身体を支えるために床と接している点を結んだ線で囲まれる範囲が[45.　　]ほど、身体の安定性が高くなる。足を[46.　　]介助するより、足を[47.　　]介助するほうが安定性は高くなる。

❶
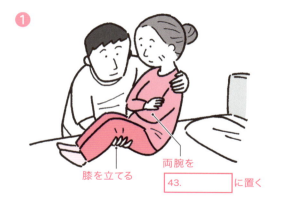
膝を立てる
両腕を[43.　　]に置く

❷
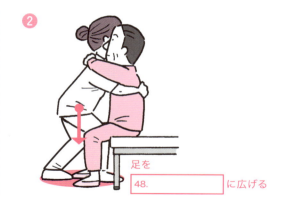
足を[48.　　]に広げる

❸身体を近づける

　自分の身体を患者さんに近づけることで、お互いの[49.　　　]が近づき、安定性が高まる。

❹[51.　　　]を低くする

　[52.　　　]を低くしたほうが安定性は高くなる。

❺大きな筋群を意識的に使う

　大きな筋群には、大胸筋、[55.　　　]、[56.　　　]、大腿四頭筋などが当てはまる。
これらを意識的に使い、腕や腰に過度な負担がかからないよう注意する。

❻力のモーメント・てこの原理を応用する

　患者さんの肩・肘・膝・腰部などを[59.　　　]にして回転させたり、看護師自身の肘を
[60.　　　]として力を加えることで、小さな力でも体位を変えることができる。

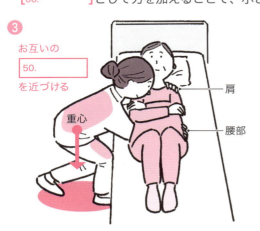

❸ お互いの [50.　　　] を近づける／重心／肩／腰部

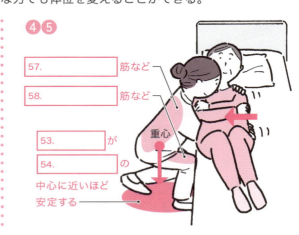

❹❺ [57.　　　]筋など／[58.　　　]筋など／[53.　　　]が[54.　　　]の中心に近いほど安定する／重心

問題にチャレンジ！

仰向けに寝ている患者さんを横向きにするとき、
患者さんの姿勢はa〜cのうちどれがよいでしょうか。　　　　　　　　　　　　[61.　　　]

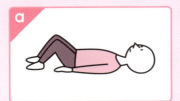
a

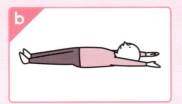
b

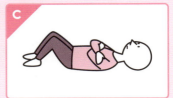
c

力のモーメントを利用して体位変換を行っているのはどちらでしょうか。　　　　[62.　　　]

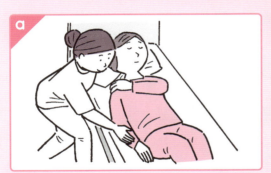
a

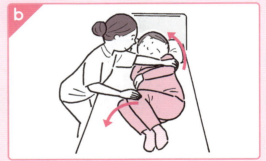
b

2 看護のための理科・物理
血圧、注射、酸素ボンベにつながる！
仕事量、圧力

▶ 仕事量の知識
TOPICS
仕事量と仕事率／エネルギー

仕事量と仕事率

- 物体にある力を加えて、その力の向きに物体を[1.　　　]ことを[2.　　　]という。
- [3.　　　]とは、仕事をした量のことで、加える力の[4.　　　]や動かす距離の[5.　　　]によって変わる。単位には[6.　　　]を使い、これを「ジュール」と読む。
- [7.　　　]は、物体に加えた力の向きと物体の動いた方向が[8.　　　]とき、物体に加えた[9.　　　]と物体の動いた[10.　　　]の積で求められる。物体に加えた力の向きと物体の動く方向が[11.　　　]ときは、三角関数を用いる。
- 1秒間にどれだけ仕事をしたかを[12.　　　]という。単位には[13.　　　]を使い、これを「ワット」と読む。

問題にチャレンジ！

物体に20Nの力を加え、力と同じ向きに5秒間で100m動かしました。
(1) 仕事量はいくらでしょうか。

[14.　　　]

(2) 仕事率はどれだけでしょうか。

[15.　　　]

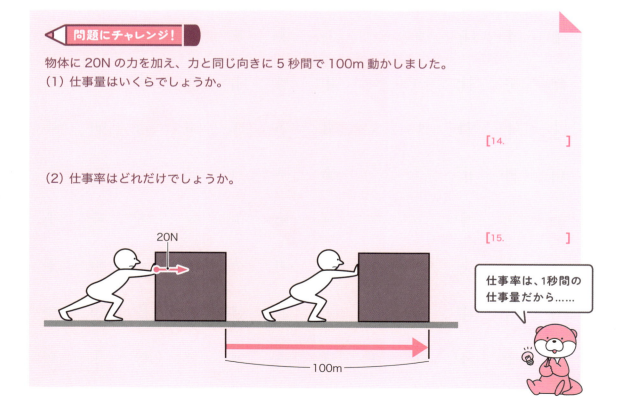

仕事率は、1秒間の仕事量だから……

エネルギー

- 物体が [16.　　　] をする能力のことを、[17.　　　　　] という。
  単位には [18.　　　] を使う。
- 加熱によって得られるエネルギーのことを [19.　　　　　] という。
  また、その大きさを [20.　　　　] という。単位には [21.　　　] を使う。
- [22.　　　] のジュールは [23.　　　　　] に置き換えることができる。
- [24.　　　] は、1気圧のもとで水1gの温度を [25.　　　　] 上げるのに必要な
  [26.　　　　] のことである。

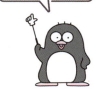

1kcalは、約4,200Jだよ

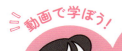

圧力の知識

TOPICS
圧力／気圧・水圧／陽圧・陰圧／浮力／
血圧・酸素ボンベ・注射

圧力

- 圧力とは、物質同士が触れあう面の [1.　　　　] を [2.　　　　] に押す力のことである。
- 圧力の単位には [3.　　　] を使い、これを「パスカル」と読む。
- [4.　　　] m^2 に1Nの力がはたらいたときの圧力の大きさは、約 [5.　　　　] である。
- 物質同士が触れあう面の面積が [6.　　　　] ときや、面を押す力が [7.　　　　] とき、
  圧力は大きくなる。

問題にチャレンジ！

重さ50kgのブロックをスポンジの上にa〜cの向きで置いたとき、
スポンジの面にはたらく圧力が最も小さいのはどれでしょうか。

[8.　　　]

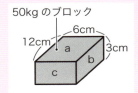
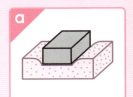
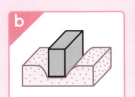
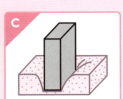

100gの物体にはたらく重力の大きさは、約1Nだったよね

気圧・水圧

- 空気による圧力を気圧、または[9.　　　　]という。
- 高所ほど気圧は[10.　　　　]なる。
- 空気は気圧が[11.　　　]場所から[12.　　　]場所へ移動する。
- 気圧が[13.　　　]なると、気温は[14.　　　]なる。
- 単位には主に[15.　　　]を使い、「ヘクトパスカル」と読む。
- 水中にある物体に水からはたらく圧力を[16.　　　　]という。
  水深が[17.　　]ほど、水圧は[18.　　　　]なる。単位には[19.　　　]を使う。

陽圧・陰圧

- ある空間内部の気圧が外部の気圧よりも[20.　　　　]状態のことを「陽圧」という。
- ある空間内部の気圧が外部の気圧よりも[21.　　　　]状態のことを「陰圧」という。

浮力

- 液体や気体に浸かっている物体に、流体からはたらく[22.　　　]向きの力を
  [23.　　　]という。
- 立方体を水に沈めたとき、水圧は[24.　　　　　]の方向からはたらく。
- 水深が深いほど、立方体の[25.　　　]にはたらく水圧は
  [26.　　　]にはたらく水圧よりも大きくなる。
  [27.　　　]にはたらく[28.　　　]向きの水圧の大きさから
  [29.　　　]にはたらく[30.　　　]向きの水圧の大きさを差し引いたものが
  [31.　　　]である。
- 物体全体が水中にあるときは、浮力の大きさは水の深さに[32.　　　　　]である。
- 浮力の大きさは、物体が流体に浸かっている部分の[33.　　　]の大きさによって決まる。
  浸かっている部分の[34.　　　]が大きいと、浮力も大きくなる。
  また、物体そのものの[35.　　　]が大きいほうが浮力は大きくなる。
- 物体が流体の中で浮くか沈むかは、浮力だけではなく、
  [36.　　　]との兼ね合いによって決まる。

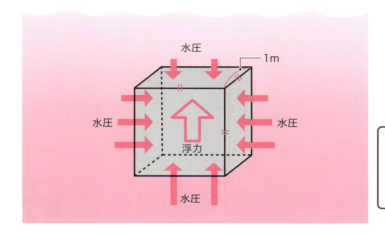
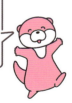

上面にはたらく水圧に比べて、下面にはたらく水圧は、いつも1m深い分だけ大きいってことか！

問題にチャレンジ！

正しい組み合わせになるように、a～cの特徴からそれぞれ1つずつ選びましょう。

(1) 気圧……[37.　　]
(2) 陽圧……[38.　　]
(3) 浮力……[39.　　]

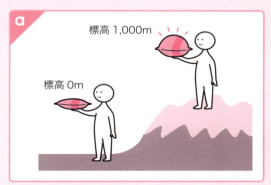

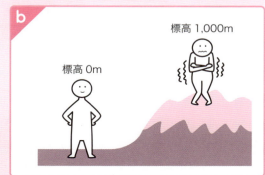

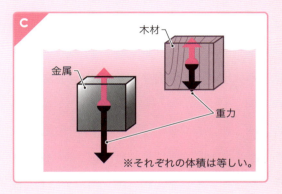

※それぞれの体積は等しい。

重量、体積、密度の関係は、P.22でおさらいしよう

血圧・酸素ボンベ・注射

- 血圧とは、心臓から送り出された血液が血管内壁にかける[40.　　]である。
  単位は[41.　　]を使い、「ミリメートルエイチジー」または「ミリ水銀」と読む。
- 在宅酸素療法では、外出時に小型の酸素ボンベを携帯する。
  残量の確認には[42.　　]を使用する。
- 注射器は、プランジャーを押し入れて、シリンジの中の空間を[43.　　]し、
  空間内の圧力を[44.　　]ことで、薬液を針の方向に流す。

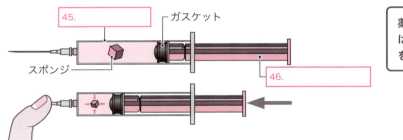

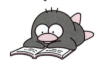

薬液を入れるときは、プランジャーを引き抜くよ

看護のための理科・化学

3 生理学、病理学につながる！
物質の成り立ち

▶ 物質の成り立ち

TOPICS
原子／元素／分子／化学式／単体と化合物

原子

- すべてのものはさまざまな[1.　　　　]がたくさん集まってできている。
- [2.　　　]は、物質の[3.　　　]である。
- 原子は[4.　　　]とその周りにある[5.　　　]で構成されている。
- [6.　　　]は、[7.　　　]と中性子という粒でできている。
  さらに、これらはクォークという素粒子からできている。
  また、[8.　　　]も素粒子である。そのため、[9.　　　]は素粒子と考える場合もある。
- 原子のポイント
  ❶ それぞれに別の[10.　　　　　]がある。
  ❷ それぞれに大きさと[11.　　　　]が決まっている。
  ❸ 原子は電気を[12.　　　]。
  ❹「ある原子が別の原子に変わる」「何もないところに原子が出現する」「原子があったのになくなる」
  ということは起きない。

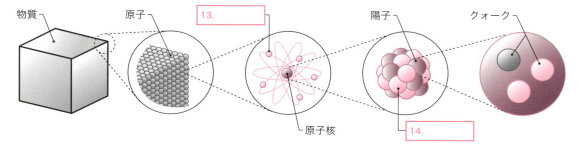

物質　原子　13.　　　　　陽子　クォーク　原子核　14.

元素

- 原子の[15.　　　　]は、[16.　　　　]の数の違いで決まる。
  この化学的性質の[17.　　　　]を[18.　　　]という。
- 2024年現在、[19.　　　]種類の元素が発見されている。
- 元素は、アルファベットを用いた[20.　　　　]で表す。

主な原子と元素記号

原子	元素記号
水素	H
酸素	[21.]
[22.]	C
[23.]	N
ナトリウム	Na
[24.]	Cl
カリウム	[25.]
カルシウム	[26.]
鉄	Fe
銅	Cu

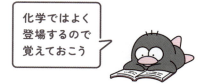

分子

- いくつかの原子が結びついたものを[27.　　　]という。
  たくさんの[28.　　　]が結びつくと[29.　　　]ができる。
- 分子は、2つ以上の[30.　　　]が結びついた、
  [31.　　　]の化学的性質を示す最小単位のことである。
- 原子などが結びつくことを[32.　　　]といい、
  その種類によっては分子を[33.　　　]ものもある。

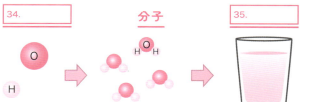

34. [　　　]　　分子　　35. [　　　]

化学式

- 物質は、原子の種類を示す[36.　　　]と[37.　　　]の組み合わせで表すことができ、
  これを[38.　　　]という。
- [39.　　　]の右下の小さな数字は、[40.　　　]の数を表す。
- 化学式では、分子を[41.　　　]ものや、物質の組成、結合関係なども表現できる。

問題にチャレンジ！

分子や物質の化学式を書いてみましょう。

(1) 水素分子　　　　　　　　　(2) 酸素分子

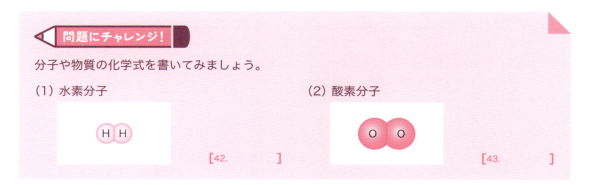

[42.　　　]　　　　　　　　　[43.　　　]

(3) 水分子　　　　　　　　　　　(4) 二酸化炭素分子

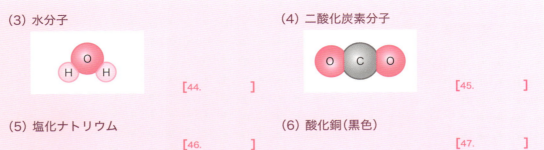

[44.　　　]　　　　　　　　　　　　　　　　[45.　　　]

(5) 塩化ナトリウム　　　　　　　(6) 酸化銅（黒色）

[46.　　　]　　　　　　　　　　　　　　　　[47.　　　]

塩化ナトリウムや酸化銅は分子をつくらないのかな？

単体と化合物

- 物質は、元素の[48.　　　]によって分けることができる。
- 1種類の元素でできていれば[49.　　　]、2種類以上の元素でできていれば[50.　　　]という。これには、分子をつくらないものも含まれる。
- 1種類の物質からできているものを[51.　　　]、2種類以上の物質が混ざっているものを[52.　　　]という。物質の組み合わせかたによって性質が変わる。

1種類の物質からできているものなのか、2種類以上の物質が混ざっているものなのか見分ける方法はP.19をみてね

問題にチャレンジ！

枠内の物質を単体と化合物に分けてみましょう。

単体	化合物
[53.　　　]	[57.　　　]
[54.　　　]	[58.　　　]
[55.　　　]	[59.　　　]
[56.　　　]	[60.　　　]

H_2O　Fe　$NaCl$　O_2
H_2　CO_2　Mg　NH_3

何の化学式かわからないのもある……

14

SPECIAL COLUMN

看護師になるまでにはどんな段階があるの？

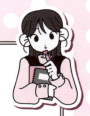

　看護学校に入学したあと、看護師になるまでの3年間（または4年間）はどんなふうになるのでしょうか。3年制の専門学校の学生生活を例にみていきましょう。

　1年生のときは、「基礎分野」など高校までに習ったことのある科目もあれば、「専門基礎分野」「専門分野」などで体のしくみや病気のしくみ、看護技術など、今後の勉強の基礎になる内容を学びます。初めての実習では、病院を見学したり、患者さんとお話したりします。

　2年生になると、看護の勉強が本格的になり、1年生のころより長い実習に出るようになります。本格的な実習に入る前に、戴帽式がある学校もあります。

　最終学年となる3年生は、実習や国家試験対策、就職活動、卒業研究はもちろん、人によっては進学の準備などもこなさなければならない、大忙しの1年です。この1年間を乗り越えた先に、看護師としての毎日が待っています！

看護学生のスケジュール例

＊スケジュールは学校により多少異なります。

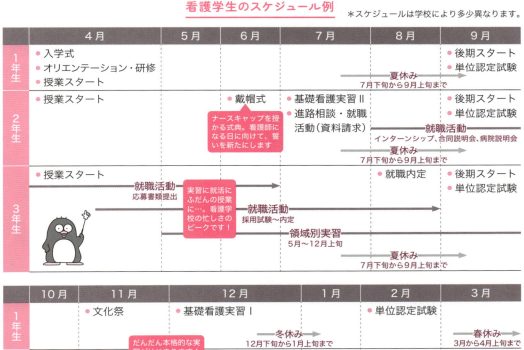

看護のための理科・化学

4 医療ガスにつながる！物質の種類

動画で学ぼう！

Check!

▶ 物質の種類

TOPICS
有機物・無機物／気体

有機物・無機物

- 物質は[1.　　　　](C)を含むかどうかによって、
  [2.　　　　](有機物)と[3.　　　　　　](無機物)に分けられる。
- 有機物は、[4.　　　　]すると燃えて[5.　　　　　]を放出する。これは、[6.　　　　]が熱によって
  [7.　　　](O₂)と結びつき、[8.　　　　　](CO₂)になるという性質を持っているためである。
- 無機物は、有機物以外の[9.　　　　]である。
  [10.　　　]とそれ以外の[11.　　　　　]で分けられる。
- 金属に共通する特徴
  ❶[12.　　　　]：表面に特有のつやがあり、輝いている
  ❷[13.　　　　]：電気をよく通す
  ❸[14.　　　　]：熱をよく伝える
  ❹[15.　　　　]：たたくと薄く広がる
  ❺[16.　　　　]：引っ張ると細長くのびる
  ❻分子をつくらない
- 金属の[17.　　　]や、金属の原子を含む[18.　　　　]は、[19.　　　　　]により結びついている。

> 塩化ナトリウムのイオン結合など、結合にはいろんな種類があるよ

問題にチャレンジ！

正しい組み合わせになるように、a〜cのなかからそれぞれ1つ選びましょう。
(1) 有機物……[20.　　　]
(2) 金属………[21.　　　]
(3) 非金属……[22.　　　]

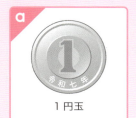
1円玉

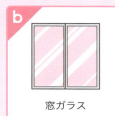
窓ガラス

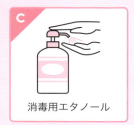
消毒用エタノール

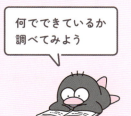
何でできているか調べてみよう

16

気体

- 気体とは、一定の[23.　　　]と、一定の[24.　　　]がなく、容器の中などで[25.　　　　　]ことができる状態である。
- 患者の診断、治療、予防などに使用されるガスや混合ガスを[26.　　　　]という。[27.　　　　](N_2O)や、酸化エチレン滅菌ガス($C_2H_4O + CO_2$)が代表的である。

看護につながる主な気体

種類	特徴
酸素	・無味無臭で、物質を[28.　　　]性質がある。 ・[29.　　　]中に約21%含まれる。 ・生命活動に不可欠で、呼吸療法や手術時の麻酔中などに使用される。
[30.　　　]	・無味無臭で、物質を燃やす性質も、それ自体が燃える性質もない。 ・[31.　　　]中に約0.04%含まれる。 ・腹腔鏡下手術時の視野確保のためや、レーザーメスなどで使用される。
[32.　　　]	・無味無臭で、ほとんどの元素と化合する。 ・[33.　　　]中に約78%含まれる。 ・[34.　　　]として、いぼの除去や生体試料の冷凍保存などに使用される。
水素	・無味無臭で、自然発火はしにくいが、とても[35.　　　]。 ・酸素と結びつくと[36.　　　]が発生する。 ・地球上で最も[37.　　　]物質。 ・抗酸化作用と抗炎症作用などがあるとされる。
アンモニア	・有毒で、[38.　　　]がする。 ・水によく[39.　　　]。 ・肝臓病などの病態を把握するための検査項目の1つ。

アンモニアは肝臓とどう関係しているんだろう？

COLUMN

私たちが食べている物は、有機化合物？ 無機化合物？

ヒトが生きるためには、新しく細胞を作り出したり、細胞を成長させたり、エネルギーを産生したりする必要があります。こうした生命活動は、食べ物から得られる栄養素を使って行われます。そのため、私たちは毎日食事をするのです。食べ物のほとんどは、有機化合物（有機物）で、水（H_2O）や食塩（$NaCl$）は無機化合物（無機物）です。化学式に注目しましょう。

栄養素には、さまざまな種類があります。なかでも、炭水化物、脂質、タンパク質、ミネラル（無機質）、ビタミンのことを「5大栄養素」といいます。それぞれの特徴は右の表でチェックしましょう。

5大栄養素の特徴

栄養素	特徴
炭水化物	糖質と食物繊維を合わせたもの。糖質は主食に多く含まれ、エネルギーのもとになる
脂質	エネルギーのもとになる。細胞膜やホルモンなどをつくる
タンパク質	筋肉、内臓、皮膚、髪の毛などをつくる。タンパク質はアミノ酸に分解される
ミネラル（無機質）	酸素、炭素、水素、窒素以外の総称。体の調子を整える。骨や血液のもとになる
ビタミン	体の調子を整える。水溶性ビタミンと脂溶性ビタミンがある

看護のための理科・化学

5 ドライアイス、注射用水につながる！
物質の状態変化

Check!

▶ 物質の状態変化

TOPICS
物質の状態変化／融点と沸点／蒸留

物質の状態変化

- 物質には、気体、[1.　　　]、[2.　　　]の３つの状態がある。
- 物質の状態は[3.　　　]と[4.　　　]によって変化し、これを物質の[5.　　　]という。
- 水（H_2O）の状態変化→気体：[6.　　　]、液体：水、固体：[7.　　　]
- 二酸化炭素（CO_2）は、強い[8.　　　]をかけると液体になる。
- 医薬品の冷蔵、あざの治療にも使用される[9.　　　]のもとは、二酸化炭素である。

問題にチャレンジ！

物質の状態変化について正しい組み合わせになるように、a〜eのなかから選びましょう。

(1) 凝固……[10.　　]　　(4) 蒸発……[13.　　]
(2) 融解……[11.　　]　　(5) 凝縮……[14.　　]
(3) 昇華……[12.　　]

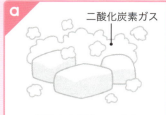

a 二酸化炭素ガス
固体から気体への変化

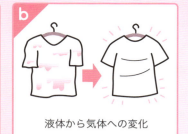

b 液体から気体への変化

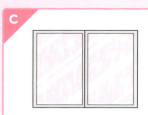

c 気体から液体への変化

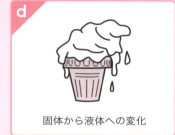

d 固体から液体への変化

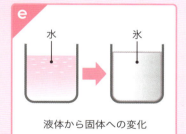

e 水　氷
液体から固体への変化

ドライアイスから出る白い煙は冷やされた水蒸気なので注意！

18

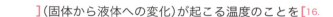

融点と沸点

- [15.   ]（固体から液体への変化）が起こる温度のことを[16.   ]という。
- [17.   ]（液体から気体への変化）が起こる温度のことを[18.   ]という。
- 融点と沸点は、物質の種類によって決まっている。[19.   ]の沸点と融点は一定だが、[20.   ]は混合する割合によって変化する。

水の融点と沸点

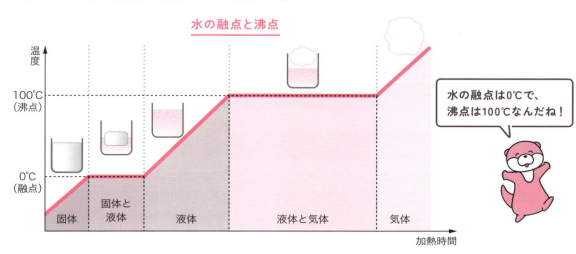

水の融点は0℃で、沸点は100℃なんだね！

蒸留

- [21.   ]とは、液体混合物の[22.   ]に適した方法である。
- 液体混合物を加熱し、成分を[23.   ]させる。それを冷却して[24.   ]（純物質）にする。
- 蒸留の方法で不純物を取り除いた水を[25.   ]という。
  看護においては、注射用水や、胸腔ドレーン、超音波ネブライザーなどで使用される。

蒸留の実験

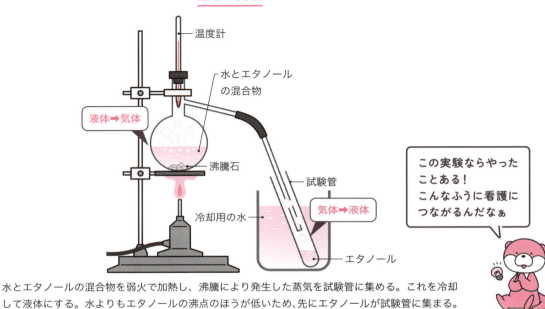

水とエタノールの混合物を弱火で加熱し、沸騰により発生した蒸気を試験管に集める。これを冷却して液体にする。水よりもエタノールの沸点のほうが低いため、先にエタノールが試験管に集まる。

この実験ならやったことある！こんなふうに看護につながるんだなぁ

6 看護のための理科・化学
代謝、栄養学につながる！
物質の化学変化と化学反応式

▶ さまざまな化学変化と化学反応式

TOPICS
化学変化と化学反応式／物質が結びつく化学変化（化合）／分解／酸化・還元／燃焼反応

化学変化と化学反応式

- 物質の性質が変わり、別の物質になることを [1.　　　　] という。
- 化学変化は、[2.　　　] を組み合わせると表現できる。これを [3.　　　] という。
- [4.　　　] は、化学変化までの過程のことで、さまざまな種類がある。
- [5.　　　] では、化学反応前の物質と化学反応後の物質を矢印でつなぎ、[6.　　　] の種類と数が左側と右側で [7.　　　] なるように調整する。

> 状態変化では、物質の性質は変わってなかったね

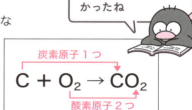

物質が結びつく化学変化（化合）

- 2種類以上の物質が結びついて、別の性質を持った1種類の物質になることを [8.　　　] という。
- 水素と酸素が結びつく（化合する）と [9.　　　] になる。
- 銅と硫黄が結びつく（化合する）と [10.　　　] になる。

問題にチャレンジ！

次の化学反応式を書いてみましょう。
(1) 水素と酸素が結びつく化学変化（化合）
　× $H_2 + O_2 \rightarrow H_2O$
　× $2H_2 + O_2 \rightarrow H_2O$
　○ [11.　　　] $+ O_2 \rightarrow$ [12.　　　]
(2) 銅と硫黄が結びつく化学変化（化合）
　○ $Cu +$ [13.　　　] $\rightarrow$ [14.　　　]
(3) 銅と酸素が結びつく化学変化（化合）
　× $Cu + O_2 \rightarrow CuO$
　○ [15.　　　] $+$ [16.　　　] $\rightarrow$ [17.　　　]

> 化学反応式の考えかたに合わせて、当てはまるものを答えよう

分解

- 1種類の物質が別の性質を持った2種類以上の物質になることを[18.　　　]という。
- [19.　　　]には、電気を使う[20.　　　]と、加熱する[21.　　　]がある。

問題にチャレンジ！

分解の化学反応式を書いてみましょう。
(1) 水の電気分解
　○ [22.　　　] ➡ [23.　　　] + O_2
(2) 炭酸水素ナトリウムの熱分解
　× $NaHCO_3$ ➡ Na_2CO_3 + CO_2 + H_2O
　○ [24.　　　] ➡ Na_2CO_3 + [25.　　　] + [26.　　　]

炭酸水素ナトリウムを熱分解すると何に分かれるんだっけ……？

 酸化・還元

- 物質が[27.　　　]と結びつく、または、[28.　　　]を失うことを[29.　　　]という。
- 物質が[30.　　　]を失う、または、[31.　　　]と結びつくことを[32.　　　]という。
- [33.　　　]と[34.　　　]は、常に[35.　　　]に起こる反応である。

鉄の酸化（黒さび）　　　　　　　酸化銅の還元

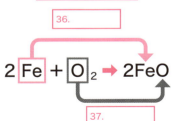
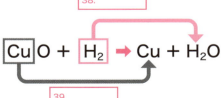

 燃焼反応

- 物質が[40.　　　]と反応して[41.　　　]や[42.　　　]を発することを[43.　　　]という。
- 燃焼は、[44.　　　]が関係する[45.　　　]のことである。

問題にチャレンジ！

a〜dのなかから、燃焼を伴わない酸化を表す化学反応式を1つ選びましょう。

- a　$2Cu + O_2 → 2CuO$
- b　$2Mg + O_2 → 2MgO$
- c　$2Fe + O_2 → 2FeO$
- d　$2H_2 + O_2 → 2H_2O$

[46.　　　]

7 看護のための理科・化学
医薬品濃度の計算、臨床検査につながる！
物質にまつわるさまざまな定義

動画で学ぼう！

Check!

▶ 物質にまつわる定義

TOPICS 質量・重量・体積・密度の定義／物質の状態変化でどう変わる？：体積、質量・重量、密度／mol（モル）とアボガドロ定数／物質量／モル質量

質量・重量・体積・密度の定義

- 体積とは、立体が[1.　　　　]中に占める大きさのことである。
- 質量とは、[2.　　　　]にかかわらない、物質そのものの量のことである。
- 重量（[3.　　　　]）とは、物体にはたらく[4.　　　　]の大きさのことである。
- 密度とは、単位体積（$1cm^3$）あたりの[5.　　　　]のことである。

物質の状態変化でどう変わる？：体積

- 物質は、状態が変化すると体積が[6.　　　　]。
- 物質が[7.　　　　]のとき、粒子は粒子同士の引力により[8.　　　　]並んでおり、熱エネルギーによってわずかに[9.　　　　]している。
- [10.　　　　]すると粒子の振動が激しくなり、温度が[11.　　　　]に達すると引力の影響が弱まって、並びが乱れる。この状態を[12.　　　　]という。
- さらに[13.　　　　]するとより振動が激しくなり、粒子は引力をほとんどはねのけ、空間のなかで[14.　　　　]してバラバラに離れていく。この状態を[15.　　　　]という。
- 物質は基本的に、[16.　　　　]➡[17.　　　　]➡[18.　　　　]の順に体積が大きくなる。
- [19.　　　　]（H_2O）は例外で、[20.　　　　]のときに[21.　　　　]よりも体積が大きくなる。

固体、液体、気体のときの粒子モデル

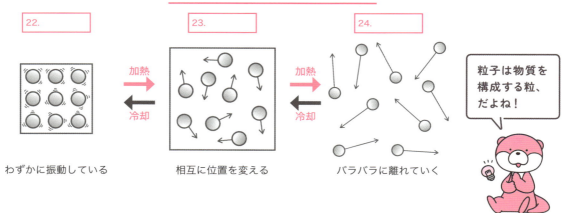

22.　　　わずかに振動している
23.　　　相互に位置を変える
24.　　　バラバラに離れていく

粒子は物質を構成する粒、だよね！

物質の状態変化でどう変わる？：質量・重量

- 物質の状態変化によって体積が変わっても、[25.　　　　]は変わらない。
  原子のポイント❹（P.12）より、状態変化によって原子の[26.　　　　]も変わらない。また、
  原子のポイント❷（P.12）より、原子は種類によってそれぞれに[27.　　　　]が決まっている。
  したがって、物質の状態が変化するとき、質量は[28.　　　　]。
- 重量（[29.　　　　]の大きさ）は、質量に比例するので、
  質量が[30.　　　　]とき、重量も[31.　　　　]。

物質の状態変化でどう変わる？：密度

- 密度（g/cm^3）は、物質の[32.　　　]（g）÷物質の[33.　　　　]（cm^3）で求められる。
- 物質の状態が変化するとき、体積が変化し、質量が[34.　　　　]ので、密度は[35.　　　　]。
- [36.　　　]➡[37.　　　]➡[38.　　　]の順に
  体積が大きくなるため、密度は[39.　　　　]。

気体、液体、固体のときの粒子モデルをもう一度見てみよう

問題にチャレンジ！

(1) 体積 $120cm^3$、質量約 945g の金属物質がある。この金属物質を次の表から選びましょう。

物質名	密度（g/cm^3）
金（Au）	19.32
銀（Ag）	10.49
銅（Cu）	8.96
鉄（Fe）	7.87
アルミニウム（Al）	2.7

[40.　　　]

(2) 体積 $300cm^3$ のアルミニウム（密度 $2.7g/cm^3$）の質量はどれだけでしょうか。

[41.　　　]

密度の計算は数学でおさらいしよう！

mol（モル）とアボガドロ定数

- 物質はたくさんの原子、分子など[42.　　　]が集まってできており、
  その数は膨大で、そのまま扱うには不便である。
  そこで、[43.　　　]個の粒子を1セットとして数える。
  単位には[44.　　　]を使い、これを[45.　　　]と読む。
- アボガドロ定数（$6.0×10^{23}/mol$）を使って、[46.　　　]を求める。

物質量

- 物質量とは、粒子の数を [47.   ] という単位で表した量のことで、粒子の数÷ 6.0×10^{23}/mol ([48.   ]定数) で求められる。
- 酸素分子 O_2 の 1mol 中には酸素原子 O が [49.   ]mol、個数でいえば 1.2×10^{24} ($6.0 \times 10^{23} \times$ [50.   ]) 個含まれる。
- 着目する粒子の種類によって物質量は [51.   ]。例えば、水 1mol の水分子は [52.   ]mol だが、水素原子であれば [53.   ]mol である。
- 物質量と物質の質量は [54.   ]である。

問題にチャレンジ！

単位「mol」を使った問題 (1)〜(3) を解いてみましょう。
(1) 二酸化炭素分子 2mol のうち、酸素原子は何 mol か。

[55.   ]

(2) 2.4×10^{25} 個の水素分子は何 mol か。

[56.   ]

(3) 0.30mol の酸素分子は何個か。

[57.   ]

モル質量

- 原子の質量はごくわずかで、これもそのまま扱うには不便である。[58.   ] と同様に、mol(モル) を使う。
- 1mol あたりの質量を [59.   ] という。
- 例えば、炭素原子 1 個の質量は 1.99×10^{-23}g だが、モル質量で表すと 12g/mol となる。つまり、炭素原子が 1mol のとき、質量は [60.   ]g である。
- 物質量は、物質の [61.   ](g)÷モル質量(g/mol) でも求められる。
- mol(モル) を使った濃度のことを [62.   ] という。

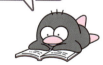
濃度の計算も数学でおさらいできるよ

問題にチャレンジ！

モル質量に関する問題 (1)〜(3) を解いてみましょう。
(1) 塩化ナトリウムのモル質量はいくらか。ただし、Na：23g/mol、Cl：35.5g/mol とする。

[63.   ]

(2) 窒素分子 3mol は何 g か。ただし、窒素原子のモル質量は 14g/mol とする。

[64.   ]

(3) 270g の水の物質量はいくらか。ただし、H：1g/mol、O：16g/mol とする。

[65.   ]

SPECIAL COLUMN

レポート作成のコツ

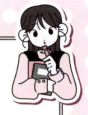

　看護学校に入学すると、授業や実習などで、次々とレポートの課題が出されます。とにかく文章を書く機会がぐっと増えますが、文章の書き方がわからず、書くのが苦手……という人は多いのではないでしょうか。
　そこで、レポートがじょうずに書けるように基本的な構成とちょっとしたコツを紹介します！

レポートの基本的な構成

① 序論　動機・目的 ＋ 論文の概要（サマリー）

（全体の10～15%）
- 本論や結論で述べていないことは書かない
- 本論を読みたくなるように工夫する（問題提起などで興味をひく）
- 本論と結論を書いてからまとめてもよい

どのレポートにも共通する基本的な構成として、①序論、②本論、③結論の3部構成があります

② 本論　レポートの中心

（全体の70～80%）
- 結論にたどり着くまでの議論を展開
- 客観的な事実を文献やデータで補強・説明
- 実証された事実を基に自分の意見や主張を考察

③ 結論　本論の概要（サマリー） ＋ 意見の主張・提言

（全体の10～20%）
- 本論で述べていないことは書かない（新たな議論はしない）
- 今後の課題や問題点を整理
- 今後の予測や展望を述べる場合もある

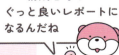

この構成を守るだけで、ぐっと良いレポートになるんだね

文章をじょうずに書くコツ

コツ①	主語を明確に	「誰が・何が」どうなったのか、文章の主語を明確化しましょう。レポートでは、読み手にはっきりと伝わるように意識します
コツ②	能動態が基本	「～と考えられる」などの受動態を多く使いがちですが、レポートは回りくどい表現は避け、受動態でストレートに書きましょう
コツ③	句点・読点を活用	句点「。」や読点「、」のない長文は読みにくいものです。標準的には100～200字で句点、20～30字で読点を意識しましょう
コツ④	具体的・客観的に	レポートは具体的・客観的に書く必要があり、「5W1H」を意識することが重要です 5W：When（いつ）、Where（どこで）、Who（誰が）、What（何を）、Why（なぜ）／1H：How（どのように）
コツ⑤	専門用語・略語を適切に使う	入学後はたくさん専門用語や略語を見聞きしますが、なかには施設独自のものや造語など一般的には通じないものもあるため注意しましょう

〈引用・参考文献〉
江原勝幸：看護学生のためのレポート書き方教室．照林社，東京，2015．

25

看護のための理科・化学

8 生理食塩水、電解質につながる！
イオン

▶ **イオンの知識**

TOPICS
イオン／電離と電解質／水溶液の電気分解

イオン

- 原子の一部である[1.　　　]は、マイナス（－）の電気を帯びており、
  [2.　　　]はプラス（＋）の電気を帯びている。
- 原子は電気を帯びて[3.　　　]（P.12 原子のポイント❸）。
  なぜなら、原子のもつ電子と陽子は[4.　　　]で、1個あたりの[5.　　　]が等しく、
  お互いに打ち消し合うためである。
- [6.　　　]を失う、または受け取ると、原子も電気を[7.　　　]。
- 電気を帯びた原子を、[8.　　　]という。
- 電子を失うと、[9.　　　]よりも[10.　　　]の数のほうが多くなるため、
  原子は[11.　　　]の電気を帯びる。これを[12.　　　]イオンという。
- 電子を受け取ると、[13.　　　]よりも[14.　　　]の数のほうが多くなるため、
  原子は[15.　　　]の電気を帯びる。これを[16.　　　]イオンという。
- 原子がどちらのイオンになるかは原子の種類によって決まっている。
- 1種類の原子からなるイオンを[17.　　　]、
  2種類以上の原子からなるイオンを[18.　　　]という。

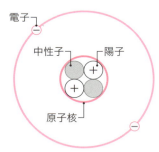

ヘリウム原子のモデル図

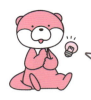

陽イオンなのか、陰イオンなのかは、電子と陽子の数で決まるのかぁ

看護にまつわる主なイオン

種類	化学式
[19.　　　]イオン	Na^+
カリウムイオン	K^+
[20.　　　]イオン（クロールイオン）	Cl^-
マグネシウムイオン	Mg^{2+}
[21.　　　]イオン	Ca^{2+}
炭酸水素（重炭酸）イオン	HCO_3^-
リン酸水素イオン	HPO_4^{2-}

単原子イオン

[22.　　　]イオン

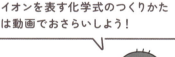

イオンを表す化学式のつくりかたは動画でおさらいしよう！

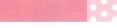

電離と電解質

- [23.　　　　](NaCl)は、水に溶けると[24.　　　　　](Na⁺)と[25.　　　　　](Cl⁻)に分かれる。
- 物質が水に溶けて陽イオンと陰イオンに分かれることを[26.　　　　]という。また、[27.　　　　]する物質を[28.　　　　]、[29.　　　　]しない物質を[30.　　　　]という。
- [31.　　　　]の水溶液は電気を通さないが、[32.　　　　]の水溶液は電気を通す。
- イオン結合でできている物質の多くが電解質だが、例外もあるため注意する。
- カリウムなどの[33.　　　　]は、生命活動にとって重要な役割を持ち、少なすぎても多すぎても身体の機能が低下する。これを[34.　　　　]という。

問題にチャレンジ！

次の物質は、電解質を含んでいるでしょうか。それぞれ、○か×かで答えましょう。
(1) 砂糖　　　[35.　　　]
(2) レモン汁　[36.　　　]
(3) すいか　　[37.　　　]
(4) 豆腐　　　[38.　　　]

水溶液の電気分解

- 塩化銅の水溶液に電源につないだ電極を入れると、陽極には[39.　　　　](Cl⁻)が集まり、電子を奪われて[40.　　　　](気体)になる。なお、電子を失うことを[41.　　　　]という。陰極には[42.　　　　](Cu^{2+})が集まり、電子を受け取って[43.　　　　]になって電極の表面に付着する。電子を得ることを[44.　　　　]という。
- 電解質が溶けた水溶液に電気を流すことでイオンが移動し、その結果、[45.　　　　]が起きる場合がある。

この電子のやり取りも酸化還元反応だよ

問題にチャレンジ！

次の文章の内容は正しいでしょうか。○か×かで答えましょう。
(1) ミネラルは、電解質である。　　　　　　　　　　　　　　　　　　[46.　　]
(2) ナトリウム、カルシウム、マグネシウムは、ミネラルに属する。　　[47.　　]
(3) 血液中の電解質のバランスが一定に保たれることを電解質異常という。[48.　　]
(4) 入院中は電解質異常にならない。　　　　　　　　　　　　　　　　[49.　　]
(5) 腎臓には、血液中の電解質濃度を正常に保つ役割がある。　　　　　[50.　　]

動画ではなんて言ってたっけ？

9 酸・塩基(アルカリ)と中和

看護のための理科・化学
酸塩基平衡につながる！

▶ 酸・塩基(アルカリ)と中和

TOPICS
酸・塩基(アルカリ)／中性／pH(ピーエイチ)／中和・塩

酸・塩基(アルカリ)

- 水に溶けて電離したとき、[1.   ]イオン(H^+)またはヒドロニウム(H_3O^+)が生じる電解質を[2.   ]という。
 また、[3.   ]の性質があることを[4.   ]という。
- 水に溶けて電離したとき、[5.   ]イオン(OH^-)が生じる電解質を[6.   ]または[7.   ]という。
 また、[8.   ]の性質があることを[9.   ]という。
- [10.   ]とは、水に溶ける塩基のことであり、[11.   ]が溶けた水溶液が示す性質を[12.   ]という。

問題にチャレンジ！

枠内の物質を酸と塩基(アルカリ)に分けてみましょう。

酸	アルカリ
[13.]	[16.]
[14.]	[17.]
[15.]	[18.]

塩化水素(HCl)
アンモニア(NH_3)
酢酸(CH_3COOH)
水酸化カリウム(KOH)
水酸化ナトリウム(NaOH)
硫酸(H_2SO_4)

化学変化が起きても原子の種類は変わらないことはおさらいしたよね。発生するイオンに注目しよう

中性

- 酸性でも塩基性(アルカリ性)でもない状態を[19.   ]という。

酸性・塩基(アルカリ)性・中性の見分けかた

	酸性	中性	塩基性(アルカリ性)
リトマス紙	青色の紙が[20.　]に変化	変化なし	赤色の紙が[21.　]に変化
BTB溶液	黄色	[22.　]	青色
フェノールフタレイン溶液	変化なし	変化なし	[23.　]に変化
マグネシウムリボン	[24.　]が発生する	変化なし	変化なし

pH(ピーエイチ)

- 水溶液の酸性、中性、アルカリ性を数値で表したものを、[25.　](水素イオン濃度)という。
- 0～[26.　]までの間で表現し、pH＝[27.　]のときが中性である。
- 酸性が強くなるほどpHは[28.　]より[29.　]なり、
  塩基性(アルカリ性)が強くなるほどpHは[30.　]より[31.　]なる。
- ヒトの動脈血のpHの正常値はpH[32.　]で、[33.　]性で、
  生命活動において重要な指標だといえる。
- 体内での酸と塩基のバランスのことを、[34.　]という。
- 体内が酸性側に傾く病態を[35.　]、
  塩基性(アルカリ性)側に傾く病態を[36.　]という。

中和・塩

- 酸と塩基にはそれぞれの性質を[37.　]という特徴がある。
  酸と塩基がお互いの性質を[38.　]ことを[39.　]という。
- 酸性の水溶液とアルカリ性の水溶液を混ぜ合わせると、
  酸から発生した[40.　]とアルカリから発生した[41.　]が結びつき、
  [42.　]ができる。この化学反応が[43.　]反応である。
- アンモニア(NH₃)と塩化水素(HCl)の中和など、[44.　]が発生しない場合もある。
- 酸の[45.　]とアルカリの[46.　]でできた物質を[47.　]という。
- 中和点の水溶液が[48.　]とは限らない。
- 酸と塩基(アルカリ)が過不足なく反応するタイミングを[49.　]という。
- 中和した水溶液とは、[50.　]が溶けた水溶液である。
  酸性、塩基性(アルカリ性)、中性かは、[51.　]に酸のHまたは塩基のOHが残っているか
  どうかや、酸と塩基の[52.　]によって決まる。

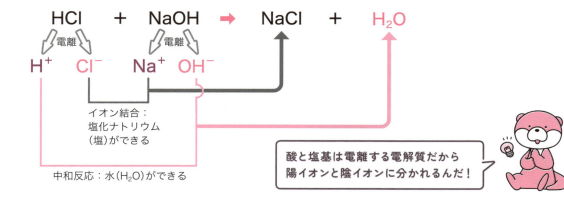

10 細胞

看護のための理科・生物
解剖学の基礎、浸透圧につながる!

Check!

▶ 細胞の知識

TOPICS
細胞の構造／細胞膜／核／細胞質／細胞小器官／
単細胞生物と多細胞生物

細胞の構造

- すべての生物は [1.   ] でできている。
- 細胞は、[2.   ]、[3.   ]（[4.   ]、[5.   ]）に分けられる。

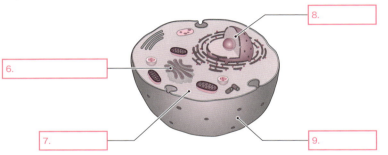

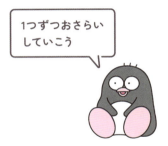

1つずつおさらい
していこう

細胞膜

- 細胞は、[10.   ] というリン脂質からなる [11.   ] の膜に包まれている。
- 細胞膜は、[12.   ] の一種で、内側と外側で栄養素や老廃物を [13.   ] したり、情報を [14.   ] したりする。
- 溶液や気体の混合物などに含まれる成分が [15.   ] を通るときに生じる圧力のことを [16.   ] という。

核

- 核は、[17.   ] が空いた [18.   ] に包まれている。
- 核膜の中には、[19.   ] と [20.   ] がある。
- [21.   ] はタンパク質と [22.   ]（リボ核酸）からできている。
- [23.   ] はタンパク質と遺伝物質である [24.   ]（デオキシリボ核酸）からできている。
- DNAは、「生命の [25.   ]」と呼ばれ、[26.   ] を担っている。

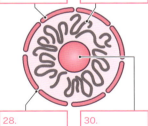

30

細胞質

- 細胞質とは、細胞の[31.　　　　]以外の部分のことである。
- [32.　　　　]と[33.　　　　]で構成されており、
  [34.　　　　]とは[35.　　　　]以外の部分である。

細胞小器官

- [36.　　　　]…酸素を用いて[37.　　　　]をエネルギーに変換する。
- [38.　　　　]…[39.　　　　]とタンパク質でできた粒子で、タンパク質を合成する。
- [40.　　　　]…[41.　　　　]と[42.　　　　]の2種類があり、タンパク質の貯蔵や
  [43.　　　　]、ステロイド合成、脂質などの[44.　　　　]に関係する。
- [45.　　　　]…[46.　　　　]から輸送されたタンパク質を加工して、ゴルジ小胞として
  分泌する。
- [47.　　　　]…さまざまな分解酵素で細胞内の不要なものや異物を分解・消化する。
- [48.　　　　]…細胞分裂時に中心的な役割を果たす。

単細胞生物と多細胞生物

- 生物は細胞の数によって[49.　　　　]と[50.　　　　]に分けられる。

単細胞生物

- 生命活動に必要な、呼吸、消化吸収、運動などの仕組みや機能がすべて備わった
  [51.　　　　]の細胞で構成されている。

ぼくたちは
多細胞生物だね

多細胞生物

- さまざまな種類の細胞が[52.　　　　]集まって構成されている。
- 多細胞生物のつくりは、細胞－[53.　　　　]－[54.　　　　]－[55.　　　　]－個体
  といった[56.　　　　]になっている。
- 組織は、[57.　　　　]、[58.　　　　]、[59.　　　　]、[60.　　　　]の4種類に分けられる。
- [61.　　　　]…体表や器官などの表面・内面を覆っていて、保護、吸収、分泌、感覚などを担う。
- [62.　　　　]（支持組織）…体内の組織、器官をつなぎ、身体を支える。
- [63.　　　　]…身体の運動を担う。
- [64.　　　　]…[65.　　　　]と神経膠細胞で構成されていて、興奮の伝導や伝達を担う。

問題にチャレンジ！

正しい組み合わせになるように、a～dからそれぞれ1つずつ選びましょう。

(1) 上皮組織…[66.　　]
(2) 結合組織…[67.　　]
(3) 筋組織……[68.　　]
(4) 神経組織…[69.　　]

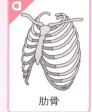
a 肋骨

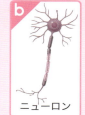
b ニューロン

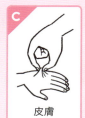
c 皮膚

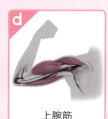
d 上腕筋

11 ゲノム、遺伝性疾患につながる！
生殖・遺伝

看護のための理科・生物

Check!

▶ 細胞分裂と生殖

TOPICS 細胞分裂（体細胞分裂）／生殖／有性生殖／減数分裂／細胞周期、間期／体細胞分裂の分裂期／減数分裂の分裂期

細胞分裂（体細胞分裂）

- [1.　　　　]とは、[2.　　　　]の細胞が分かれて、独立した[3.　　　　]の細胞に増えることである。
- 身体をつくる細胞分裂を[4.　　　　]という。
- [5.　　　　]では、1つの[6.　　　　]が分裂してできた2つの[7.　　　　]は[8.　　　　]と同じ[9.　　　　]を同じ量もっている。
- 娘細胞と母細胞は、形や性質が全く[10.　　　　]になる。
- 多細胞生物は、体細胞分裂によって身体が[11.　　　　]する。

生殖

- 生物が自分と[12.　　　　]種類の個体をつくることを[13.　　　　]という。
- [14.　　　　]と[15.　　　　]の2種類に分けられる。
- [16.　　　　]は、生物が[17.　　　　]で新しい個体をつくる方法である。多くの単細胞生物にとって無性生殖の方法は、[18.　　　　]である。

有性生殖

- 有性生殖は、雌雄の[19.　　　　]が[20.　　　　]することで子をつくる方法である。
- [21.　　　　]とは、有性生殖における[22.　　　　]のことである。
- 生殖細胞をつくるために[23.　　　　]が行われる。

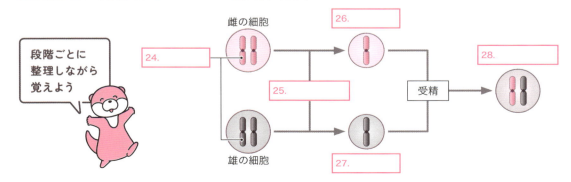

段階ごとに整理しながら覚えよう

32

減数分裂

- 子の細胞は、親の細胞から[29.　　　]を[30.　　　]ずつ受け継ぐ。
- 子の形や性質は、親から受け継いだ[31.　　　]がもつ[32.　　　](ゲノム)によって決まるため、減数分裂では子は親と同じ形、姿や性質に[33.　　　]。

細胞周期、間期

- 分裂が完了した細胞が次に分裂を完了させるまでを[34.　　　]という。
- 細胞周期は、[35.　　　]と[36.　　　]に分けられる。
- [37.　　　]はG₁期、S期、G₂期の3つに分けられ、S期では、核の中でDNAが[38.　　　]される。

体細胞分裂の分裂期

- 分裂期は、[39.　　　]、[40.　　　]、[41.　　　]、終期に分けられる。
- [42.　　　]では、DNAが凝縮して[43.　　　]となる。また、[44.　　　]が消失する。
- [45.　　　]では、すべての染色体が細胞の[46.　　　]に並ぶ。
- [47.　　　]では、染色体が[48.　　　]し、[49.　　　]に移動する。
- 終期では、染色体がほどけ、細胞質の分裂、新しい[50.　　　]の形成が起こる。

問題にチャレンジ！

体細胞分裂について、正しい順番になるように、a～dを並べ替えてみましょう。

[51.　]➡[52.　]➡[53.　]➡[54.　]

 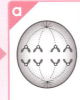   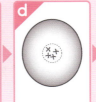

減数分裂の分裂期

- 減数分裂の分裂期には、分裂が[55.　　　]で[56.　　　]回起こる。
- 1つの母細胞が[57.　　　]の娘細胞になる。
- 娘細胞がもつ[58.　　　](DNAの量)は母細胞の[59.　　　]になる。
- 受精卵がもつDNAの中の[60.　　　]は母細胞がもつものと[61.　　　]ため、子は親と同じ形、姿や性質に[62.　　　]。

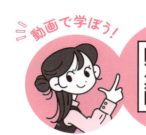

Check! DNAと遺伝

TOPICS
遺伝／DNA／遺伝の規則性

遺伝

- 親の性質や形質が子や孫に伝わることを[1.　　　　]という。
- DNA、染色体、遺伝子などの[2.　　　　]によって発症する、マルファン症候群、血友病、ダウン症候群（21トリソミー）などを[3.　　　　]という。

DNA

- ポリヌクレオチド鎖が組み合わさってできた[4.　　　　]である。
- ポリヌクレオチド鎖は、リン酸、糖、[5.　　　　]の3つが結合してできる[6.　　　　]がいくつも連なったものである。
- [7.　　　　]には、「A」「T」「G」「C」の4種類があり、その種類の違いによってヌクレオチドも4つに区別されるため、[8.　　　　]は「A」「T」「G」「C」の文字で表せる。この文字列を[9.　　　　]という。
- 遺伝情報（ゲノム）は、[10.　　　　]によって決定する。

DNAの分子構造

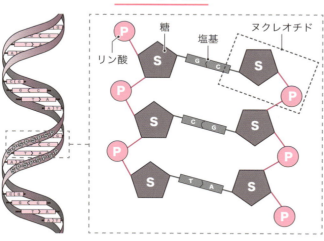

ちなみに、DNAとRNAは一部の塩基と糖の種類が違うよ

遺伝の規則性

- 同時に出現しない、対になる形質を[11.　　　　]という。
- 遺伝子には[12.　　　　]と[13.　　　　]があり、[14.　　　　]の形質が表現型として現れやすい。
- ある対立形質について、それぞれの[15.　　　　]を親世代としてかけあわせると、子世代では片方の対立形質のみが現れることを[16.　　　　]という。
- 世代が進むごとに、遺伝子や染色体の組み合わせは[17.　　　　]する。

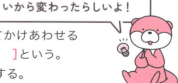

昔は、顕性を優性、潜性を劣性と呼んでたんだけど、優劣があると誤解されやすいから変わったらしいよ！

日常的に使う主な単位

単位	読み	何に使う？
m	メートル	長さ、距離
m^2	平方メートル	面積
m^3	立方メートル	体積
g	グラム	質量
t	トン	質量
g/m^3	グラム毎立方メートル	密度（質量濃度）
L(l)	リットル	容積
d(日)	（デイ）	日
h(時)	（アワー）	時間
min(分)	（ミニッツ）	分
s(秒)	（セコンド）	秒
N	ニュートン	力の大きさ、重力
G	ジー	重力
$Pa(N/m^2)$	パスカル	圧力
J	ジュール	熱量、エネルギー、仕事量
W	ワット	仕事率
cal	カロリー	水 1g の温度を 1℃上げる熱量（1cal ＝約 4.2J）
mol	モル	粒子の物質量 $1mol = 6.02214076 \times 10^{23}$ 個
°	度	角度
℃	度	温度
K	ケルビン	温度（0K ＝−273.15℃）
gal	ガロン	体積（1gal ＝約 3.78L）
mHg	水銀柱メートル	圧力（看護では血圧や血液中の酸素、二酸化炭素の量など）
dB	デシベル	音圧のレベル
Hz	ヘルツ	1s あたりの振動数
A	アンペア	電流
V	ボルト	電圧
Ω	オーム	電気抵抗
lux	ルクス	照度

12 解剖生理につながる！「人体」の知識①

看護のための理科・生物

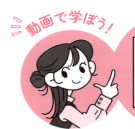

▶「人体」の知識①

TOPICS
呼吸器の知識／心臓・血液循環の知識／消化器の知識

呼吸器の知識

呼吸器の構造

- 呼吸にかかわる器官を [1.   ] という。
- 呼吸にかかわる器官には、鼻、鼻腔（びくう）、咽頭（いんとう）、喉頭（こうとう）、[2.   ]、[3.   ] がある。

イラストで確認しよう

空気を運ぶ通路を気道といい、鼻腔から喉頭までを上気道、気管から下を下気道というよ

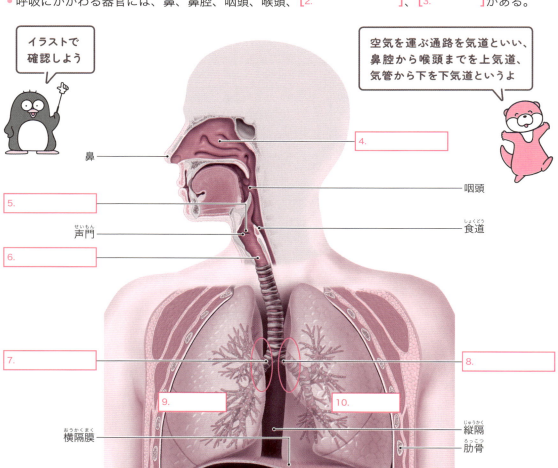

鼻
4.
咽頭
5.
声門（せいもん）
食道（しょくどう）
6.
7.
8.
9.
10.
横隔膜（おうかくまく）
縦隔（じゅうかく）
肋骨（ろっこつ）

36

気管・気管支の構造

- 気管は左右の主気管支に分かれる。
[11.　]主気管支は[12.　]主気管支に比べて、短く、太く、傾斜が急（垂直に近い）という特徴がある。

> そのため、間違って食べ物が気管に入った場合は、右側に入りやすいよ

- 主気管支は、右[13.　]本、左[14.　]本の葉気管支に分かれる。その後は枝分かれして、[15.　　　]、細気管支、終末細気管支、呼吸細気管支、肺胞管、肺胞嚢、最後は[16.　]になる。
- 気管は[17.　]でおおわれていて、息をするときに管がつぶれないようになっている。

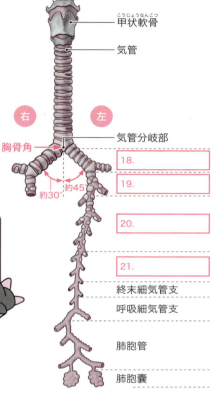

甲状軟骨
気管
右／左
胸骨角　気管分岐部
約30°／約45°
18.
19.
20.
21.
終末細気管支
呼吸細気管支
肺胞管
肺胞嚢

問題にチャレンジ！

成人の左右の主気管支を図に示す。a〜dのうち、正しいのはどれでしょうか。

[22.　　]

> 右の主気管支は左に比べてどんな特徴があったんだっけ？

肺の構造

- 肺は、左右に1つずつある。右肺のほうが大きく、上葉・中葉・下葉の[23.　]葉で構成されている。左肺は上葉・下葉の[24.　]葉である。

> 左肺のほうが小さいのは、心臓が左側によって入っているから

> さっきの葉気管支の数といっしょだね

右肺外側面図　　左肺外側面図

肺尖　　　　　　肺尖
25.　　　　　　28.
後部　　前部　　後部
水平裂　　　　　斜裂
斜裂　　　　　　心切痕
26.　　　　　　29.
27.
肺底　　　　　　肺底

肺胞の構造と機能

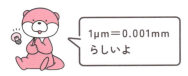

- 肺胞は、直径約 200μm の小さな袋である。お互いにごく薄い壁で隔てられていて、その壁は [30.   ] に囲まれている。
- 肺胞の数は約 2 ～ 7 億個で、肺胞表面積は約 90 ～ 100m² あるとされている。

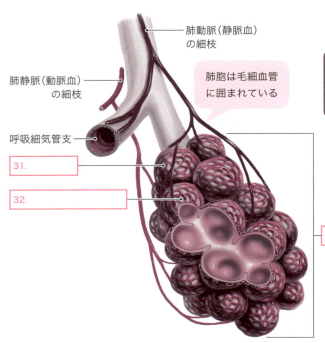
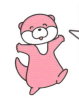

31.
32.
33.

肺動脈（静脈血）の細枝
肺静脈（動脈血）の細枝
呼吸細気管支

肺胞は毛細血管に囲まれている

ぶどうの房みたいだね。毛細血管は動脈と静脈をつなぐほそ～い血管のことで、くわしくは心臓・血液循環の知識で確認しよう

拡げると肺胞表面積は、テニスコート1面分もあるんだって！

ガス交換のしくみ

- 私たちは、息を吸うことで空気中から酸素を体内に取り込み、息を吐くことで二酸化炭素を体外に排出する。
- この酸素と二酸化炭素の出入りを [34.   ] という。
- ガス交換は肺胞のなかの空気と、肺胞の壁を取り囲む毛細血管内の [35.   ] との間で行われる。
- このガス交換は、分圧の [36.   ] ほうから [37.   ] ほうに向かって行われる。
  この現象を [38.   ] という。

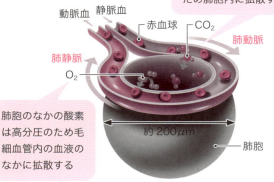

毛細血管内の血液のなかの二酸化炭素は高分圧のため肺胞内に拡散する

肺胞のなかの酸素は高分圧のため毛細血管内の血液のなかに拡散する

動脈血　静脈血　赤血球　CO_2
肺静脈　　　　　　　　　肺動脈
O_2
約200μm
肺胞

物質が、濃度を均等にしようと、濃度が高いほうから低いほうに移動する性質のことを拡散というよ

吸ったり吐いたりするしくみ

- 肺は息を吸うときは伸びて袋を大きくし、息を吐くときは縮んで袋を小さくする。
- ただし、肺は自分の力だけで伸び縮みできるわけではないため、[39.　　　]とよばれる筋肉がはたらくことで呼吸を行っている。

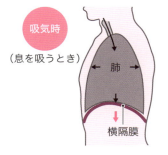
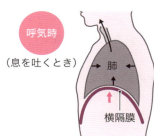

横隔膜は大きな呼吸筋で、下がったり上がったりすることで肺の伸び縮みにかかわっているよ

膜だけど筋肉なんだ

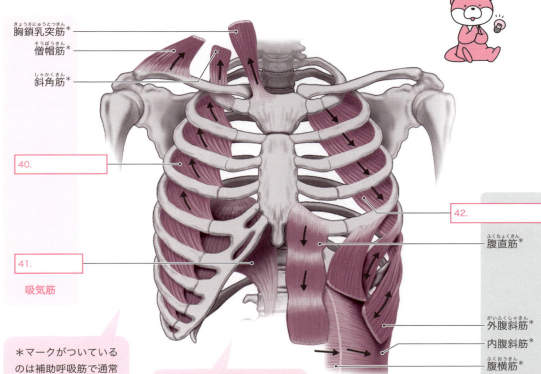

胸鎖乳突筋*
僧帽筋*
斜角筋*

40.

41.
吸気筋

42.

腹直筋*
外腹斜筋*
内腹斜筋*
腹横筋*
呼気筋

＊マークがついているのは補助呼吸筋で通常は使っていないが、努力呼吸には用いられる

矢印の方向に筋が収縮して、胸腔内の容積を変化させる

筋肉がはたらくということは、筋肉が収縮することをさすよ

問題にチャレンジ！

吸気時にはたらく筋肉と呼気時にはたらく筋肉をa〜cから選びましょう。
- 吸気時にはたらく筋肉　[43.　　]
- 呼気時にはたらく筋肉　[44.　　]

a 内肋間筋
b 外肋間筋
c 横隔膜

PART 1 看護のための理科・生物　解剖生理につながる！「人体」の知識①

39

心臓・血液循環の知識

循環器の構造

● 循環器は、全身の体液（血液、リンパ液）を循環させる器官系で、
　[45.　　　　　]とそれにつながる[46.　　　　　]、[47.　　　　　]が含まれる。

● 血管は、心臓から出る血管を[48.　　　　　]、心臓へ入る血管を[49.　　　　　]という。

● 動脈と静脈の間をつなぎ、細胞との間で物質交換を行う血管を[50.　　　　　]という。

● 血液が循環する経路には2種類ある。

❶[51.　　　　　]循環：心臓を出て全身をめぐって心臓に戻るルート

❷[52.　　　　　]循環：心臓を出て肺をめぐって心臓に戻るルート

● リンパ管は、毛細血管で組織にしみ出た液の一部を回収し、[53.　　　　　]に戻す。

心臓から出る血管が動脈、心臓に入る血管が静脈である。しかし、血液は肺循環で行われるガス交換によって酸素を多く含む血液が動脈血、二酸化炭素を多く含む血液が静脈血であるため、必ずしも動脈に動脈血が流れているわけではないことに気をつけよう

肺循環

54.

肺

55.

56.

57.

静脈

肝臓

門脈（もんみゃく）

消化管

リンパ節

体循環

リンパ管

腎臓（じんぞう）

動脈

全身の毛細血管

肺動脈には静脈血、肺静脈には動脈血が流れているよ

40

心臓の構造

- 心臓の大きさは握りこぶし大で、約 300g である。
- 心臓は、全身に血液を送るポンプの役割を果たすため、[58.　　　]という厚い筋肉でできた中空臓器である。
- 心臓のなかは、厚い真ん中の壁である[59.　　　]で左右に、閉じたり開いたりする[60.　　　]によって上下に、4つの部屋に分けられている。
- 血液が外から入ってくる上の部屋が[61.　　　]、血液を外に出す下の部屋が[62.　　　]で、それぞれ左右ある。この4つの部屋が膨らんだり縮んだりすることで血液が送り出される。

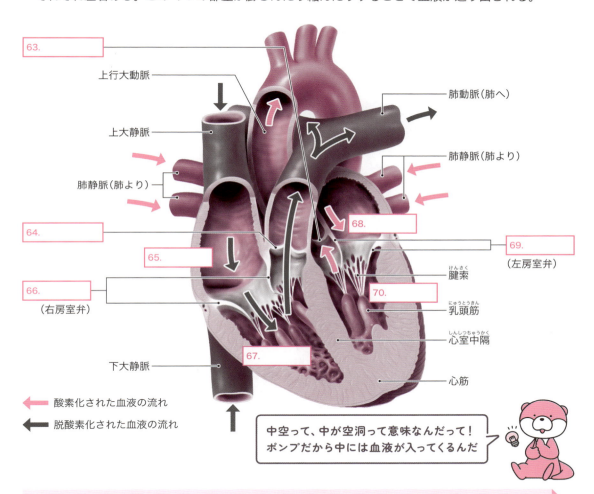

⬅ 酸素化された血液の流れ
⬅ 脱酸素化された血液の流れ

中空って、中が空洞って意味なんだって！
ポンプだから中には血液が入ってくるんだ

問題にチャレンジ！

(1) 血液が循環する経路2種類のルートを書き込んでみましょう。
　①体循環：[71.　　　]➡大動脈➡各組織➡大静脈➡[72.　　　]
　②肺循環：[73.　　　]➡肺動脈➡　肺　➡肺静脈➡[74.　　　]

(2) 大動脈に血液を送り出すのはどれか、a〜dから選んでみましょう。

　a 右心房　　b 右心室　　c 左心房　　d 左心室　　[75.　　　]

血管の構造

- 血液の通り道である血管は、動脈、静脈、毛細血管の3種類がある。
心臓から拍出された血液は、[76.   ]➡
[77.   ]➡[78.   ]の順で流れる。
- 血管の構造は、内側から
[79.   ]・[80.   ]・[81.   ]
の3層からなる。
- 動脈は中膜が厚く、弾性線維や平滑筋が豊富である。静脈は中膜が薄く血管壁がやわらかく、血液の逆流を防ぐ[82.   ]がある。
- 毛細血管は1層の内皮細胞でできていてやわらかい。

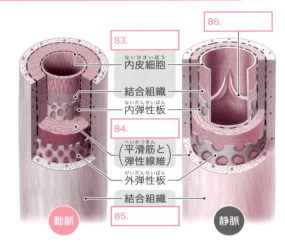

全身のおもな動脈・静脈

- 動脈と静脈は走行する場所によって、名前がつけられている。

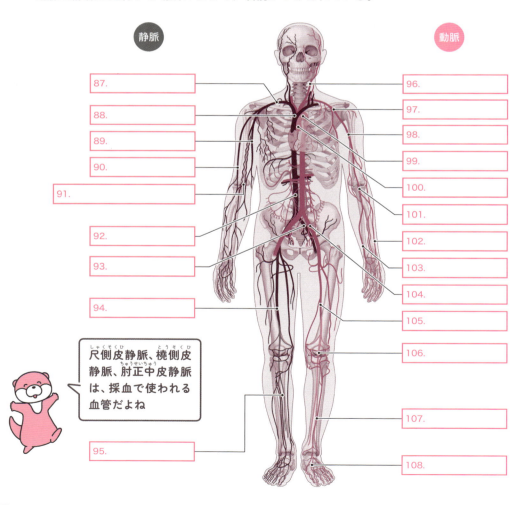

尺側皮静脈、橈側皮静脈、肘正中皮静脈は、採血で使われる血管だよね

血液の成分

- 血液の成分は、[109.　　　　]と[110.　　　　　]に分かれる。
- 血液の液体成分は[111.　　　　]といい、細胞外液のうちの4分の1を占める。
- 血液の細胞成分は[112.　　　　]といい、血液の容積の45％を占める。
- 血漿（けっしょう）の大部分は[113.　　]でできており、そのなかにさまざまな[114.　　　]やタンパク質、グルコース（ブドウ糖）などが溶解している。微量元素や[115.　　　]なども運搬している。
- 血球は、[116.　　]・[117.　　]・[118.　　]からなり、それぞれ、酸素の運搬や免疫機能（生体防御）、止血機能（血液凝固）などの役割がある。

 赤血球が不足すると酸素が足りなくなって貧血になるよ

 血小板が不足すると血が固まりにくくなるんだね

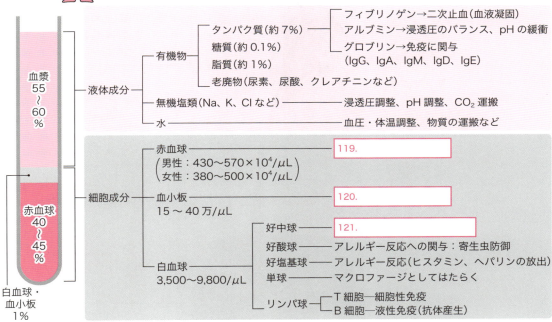

問題にチャレンジ！

はたらきができなくなると体では何が起こるか考えよう

- a〜dから該当するものを選びましょう。
  - (1) 白血球のはたらきはどれか。　　[122.　　]
  - (2) 赤血球のはたらきはどれか。　　[123.　　]
  - (3) 血小板のはたらきはどれか。　　[124.　　]
  - (4) 血漿のはたらきはどれか。　　　[125.　　]

  a 生体防御
  b 血液凝固
  c 酸素の運搬
  d ホルモンの運搬

- e〜gから該当するものを選びましょう。
  - (1) 白血球が不足すると起こることはどれか。　[126.　　]
  - (2) 赤血球が不足すると起こることはどれか。　[127.　　]
  - (3) 血小板が不足すると起こることはどれか。　[128.　　]

  e 貧血
  f 出血しやすい
  g 感染しやすい

消化器の知識

 消化器の構造

- 食べる、または食べたものを [129.] するはたらきをしている器官を消化器という。
- 消化器は、口から肛門までの1本の [130.] と、付属器からなる。

❶ 消化管：口（口腔）、咽頭、食道、胃、小腸、大腸、肛門
❷ 付属器：歯、舌、唾液腺、肝臓、胆嚢、膵臓

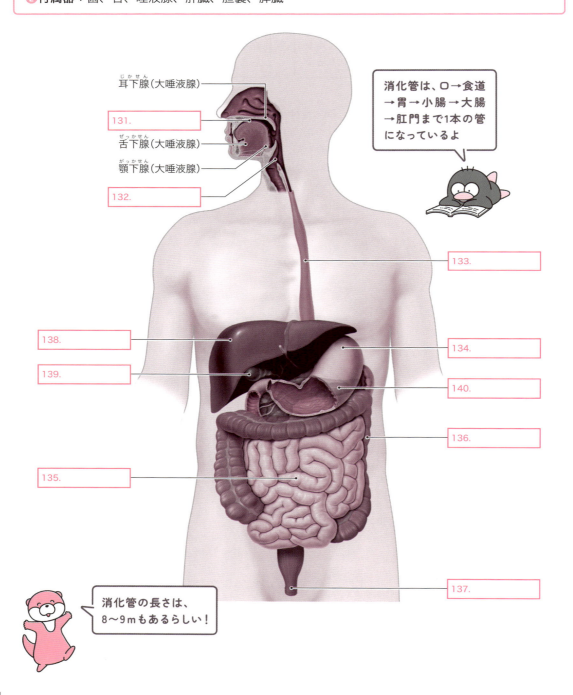

消化管は、口→食道→胃→小腸→大腸→肛門まで1本の管になっているよ

消化管の長さは、8〜9ｍもあるらしい！

消化管の構造と機能

- 食べたもの（口で咀嚼された食塊）が通る道が食道である。
- 胃では、食道から送り込まれた食塊を[141.　　　]と混ぜ合わせるとともに、大きな[142.　　　]運動によって粉砕し、粥状にする。
- 小腸は、胃につづく、長さ約5〜7mの管で、[143.　　　]、[144.　　　]、[145.　　　]に分けられる。
- 胃で粥状になった食塊は、小腸を通る間に、栄養素が[146.　　　]され、大腸に運ばれる。
- 十二指腸には[147.　　　]が流入し、食塊を吸収しやすくしている。
- 大腸は、小腸につづく、長さ約1.5mの管で、盲腸、[148.　　　]、[149.　　　]に分けられる。
- 結腸はさらに、上行結腸、横行結腸、下行結腸、S状結腸に分けられる。
- 大腸に消化作用はほとんどなく、[150.　　　]を吸収し、[151.　　　]を形成し肛門から排泄する役割をしている。

小腸は体の中で一番長い臓器なんだよね！

胃

トライツ靱帯

152.
長さ25cmほどで、C字形に走行し、そのくぼみに膵臓がおさまっている。総胆管と主膵管が合流して消化液が流入する

153.
（口側 2/5）

大腸

盲腸

バウヒン弁（回盲弁）

虫垂

154.
（肛門側 3/5）

消化・吸収のメインは小腸と覚えておこう

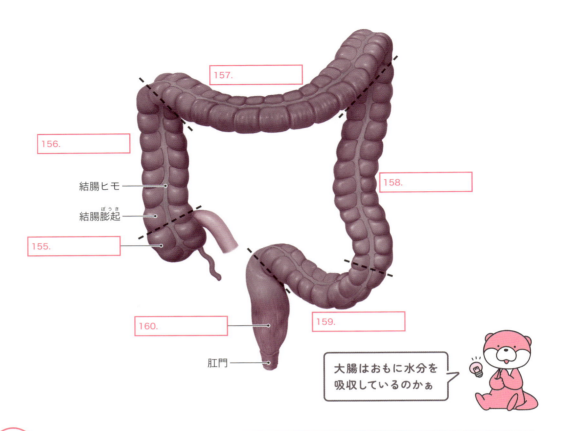

結腸ヒモ
結腸膨起
肛門

大腸はおもに水分を吸収しているのかぁ

大腸で便ができるまで

- 食べた物の消化や吸収のメインは小腸なので、食べた物が大腸に着くころには栄養が吸収され終わった残りになっている。
- 大腸では、その残りから水分を吸収し、便を形づくる。長さ約1.5mほどの大腸の中を約[161.　　]時間かけて運ばれるうちに、だんだんと水分が吸収され、固まりの便になっていく。

大腸がんの治療で大腸に人工肛門をつくることがあるんだ。どこにつくるかで、排出される便の性状が異なるよ

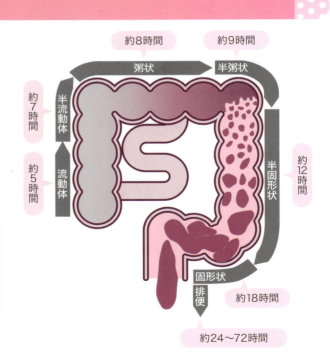

肝胆膵の構造と機能

- [162.　　] は、右上腹部にある、腹部最大の臓器で、重さは約1～1.5kgにもなる。
- 肝臓は、体内の化学工場ともいわれるほど、たくさんの機能がある。
  - ▶小腸で吸収された栄養素を [163.　　] という血管から受け取り、分解、合成する（[164.　　] 機能）。
  - ▶そのほか、体に悪い物質を別の物質に変えて捨てる [165.　　] 機能や、[166.　　] を産生する機能などがある。
- [167.　　] は、肝臓の下にある、ナスのような形をした、袋状の臓器である。
- 胆嚢は、肝臓から出る [168.　　] から運ばれる胆汁を [169.　　] する。
- 胆嚢は、食事を食べたときに分泌されるホルモンのはたらきによって [170.　　] し、胆汁が [171.　　]、主膵管を通ってファーター乳頭（大十二指腸乳頭）から十二指腸に流れ込み、おもに [172.　　] の消化・吸収を行う。

血液や鉄、ビタミンを貯蔵する役割もあるよ

胆嚢で胆汁をつくっているわけではないんだぁ

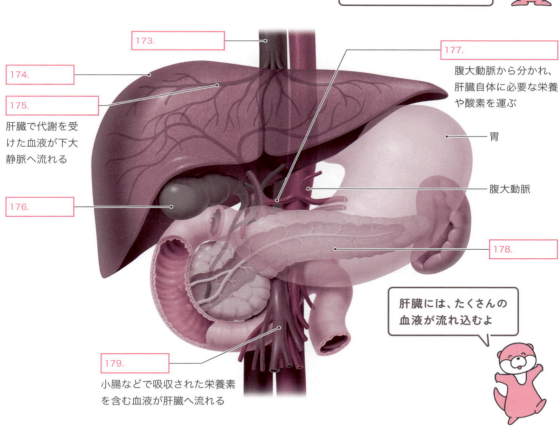

173.

174.

175. 肝臓で代謝を受けた血液が下大静脈へ流れる

176.

177. 腹大動脈から分かれ、肝臓自体に必要な栄養や酸素を運ぶ

胃

腹大動脈

178.

179. 小腸などで吸収された栄養素を含む血液が肝臓へ流れる

肝臓には、たくさんの血液が流れ込むよ

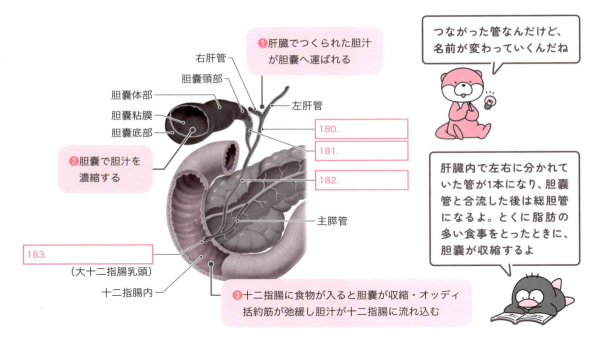

- [184.]は、十二指腸にC字形にはまり込んだ長さ約15cmの細長い臓器である。
- 膵臓は、さまざまな消化酵素を含む[185.]をつくるほか、[186.]を産生・分泌するはたらきもある。
- 膵臓が分泌するホルモンのなかで、[187.]は重要なので覚えておく。
- 膵液は、膵臓のなかを通る2本の管、[188.]と[189.]から十二指腸に流れ込む。主膵管は途中で総胆管といっしょになる。

問題にチャレンジ！

それぞれの臓器と、当てはまる機能を線で結びましょう。

食道・　　　　・胆汁を貯蔵・濃縮する
胃・　　　　　・栄養素を吸収する
小腸・　　　　・消化液とホルモンを分泌する
大腸・　　　　・食べた物を胃へ運ぶ
肝臓・　　　　・水分を吸収し便をつくる
胆嚢・　　　　・食べた物を粥状にする
膵臓・　　　　・吸収した栄養素を分解・合成する

SPECIAL COLUMN

著作権についての注意点

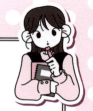

　レポートの基本的な書き方については「レポート作成のコツ（P.25）」で触れましたが、実際に書くにあたって注意したいのが著作権です。著作権とは、わかりやすくいうと「文章・絵・画像などさまざまな作品（著作物）について、それをつくった人（著作者）に認められる権利」のことです。本や教科書の文章、インターネット上で見られる画像などには原則として著作権があります。これらを無断で真似したり使用したりすることは著作権法で禁止されています。

　ただし、レポートや論文を作成するうえで、自分の説を補強するために、すでにある文献から出典を明示して「引用」することは著作権法で認められています（第32条）。適切な引用はレポートの説得力を高める効果がありますが、コピー＆ペーストを多用し、出典を示さずにそのまま使うと「盗用」になってしまいます。看護師は、科学的根拠に基づく学びが求められる職業です。正しい知識をもとに、適切な引用・参照を心がけましょう。

著作物を引用できる条件

- 報道、批評、研究などのために引用する必要性がある
- 引用部分と自分の文章が明確に区別されている（カギカッコなど）
- 正当な範囲内での引用である（引用部分ではなく自分の文章がメインであること）
- 出典を明記する（著者名・書籍名、ウェブサイトのURLなど）

いくら出典を明記しても、引用する側の文章がメインになってしまうと、ルールに反してしまうから認められないよ

レポートを書くときにやってはいけないこと

- ウェブサイトから文章を無断でコピー＆ペーストする
- インターネット検索で見つけた画像をそのまま使用する
- 本に載っている文章を自分の文章の中に混ぜる

引用元の本やウェブサイトのことを示さずに自分の文章の中にコピペしてしまったら、盗用や剽窃（パクリ）になってしまうんだね

引用文献の示し方の例

〈引用文献〉
1. 江原勝幸：看護学生のためのレポート書き方教室．照林社，2014：94-98．
   ①著者名　　②書名　　③出版社名　④発行年　⑤ページ数
2. 日本看護協会：看護職の倫理綱領．
   ①サイト運営者名　②コンテンツ名
   https://www.nurse.or.jp/nursing/rinri/rinri_yoko/index.html（2025/2/28 アクセス）
   　　　　　　　③URL　　　　　　　　　　　　　　　　　　　　　　④アクセス日

看護のための理科・生物

13 解剖生理につながる！「人体」の知識②

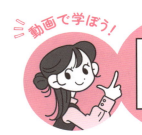

「人体」の知識②
TOPICS
腎臓と泌尿器の知識／脳・神経の知識／
骨・筋肉の知識

腎臓と泌尿器の知識

腎臓と泌尿器の全体像

- [1.　　　　]は、重さ約130gで、ソラマメのような形をした臓器で、左右に1つずつある。
- 腎臓には、腹大動脈につながる[2.　　　　]、下大静脈につながる[3.　　　　]が出入りするほか、尿の通り道である[4.　　　　]につながっている。
- 左右の腎臓につながる尿管は、約25cmの管で、[5.　　　　]まで尿を運ぶ。
- 膀胱は伸び縮みできる[6.　　　　]でできた袋で、尿をためて、いっぱいになると排出する。

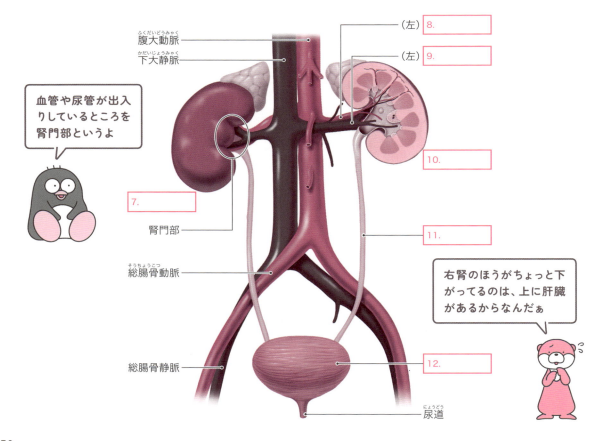

50

腎臓の機能

- 腎臓は小さな臓器だが、その中には非常にたくさんの[13.   ]と細い尿管である[14.   ]がある。
- 腎臓に運ばれてきた血液は、まず[15.   ]というフィルターのような役割をする毛細血管から、尿細管に濾し出される。フィルターなので、分子の直径が大きい[16.   ]などは濾し出されずそのまま血液中に残る。
- しかし、それだけだと分子の直径が大きい不要な物質は血液中に残ってしまうし、分子の直径が小さい必要な物質は濾し出されてしまう。
- そのため、濾し出された尿の元となる[17.   ]が尿細管を通る間に、フィルターは介さず、不要な物質は直接[18.   ]に捨てられ、必要な物質は尿細管から直接[19.   ]中に戻される。こうして、尿となって体の外に捨てられる段階では、不要な物質だけが捨てられる。

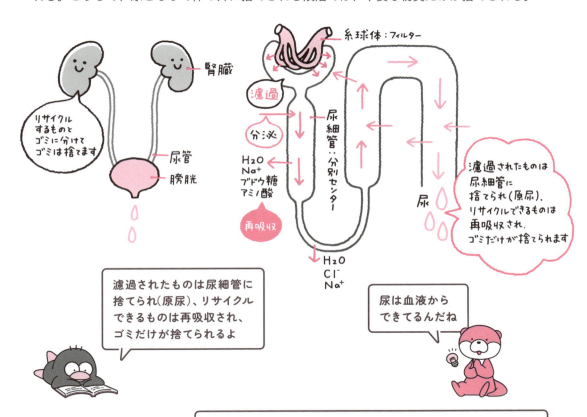

問題にチャレンジ！

糸球体で分別されるものと、尿細管で直接やりとりするものがあったよね。糸球体での分別は分子の直径が大きいものだったよ

腎臓のフィルターである糸球体が壊れてしまうと尿中に混ざるものはどれでしょうか。a〜eから当てはまるものをすべて選びましょう。

| a アミノ酸 | b ビタミン | c タンパク質 | d 赤血球 | e ブドウ糖 |

[20.   ]

脳・神経の知識

脳・神経系の構造と機能

- 脳・神経系は、大きく、[21.　　　]（脳と脊髄）、
  [22.　　　　　]（脳神経と脊髄神経およびその枝分かれ）に分けられる。
- 脳は、[23.　　　]、[24.　　　]（視床と視床下部）、
  [25.　　　]（中脳、橋、延髄）、[26.　　　]で構成される。

①大脳	知的活動を行うための新皮質と、本能や情動、記憶に関する旧皮質がある
②間脳	感覚神経の中枢や、自律神経調節機能がある
③脳幹	呼吸、循環、意識、生命維持活動の中枢がある
④小脳	運動の調節機能を担う

> 末梢神経には、眼や耳、皮膚などにある感覚受容器からの情報を脊髄や脳、つまり中枢神経に伝える感覚神経と、伝えられた情報をもとに中枢神経が出す指令を筋肉などに伝える運動神経があるよ

- 脳の表面にあるしわを[27.　　　]といい、出っぱった部分を[28.　　　]という。
- たくさんある脳溝の中で、[29.　　　]、[30.　　　]、頭頂後頭溝の３つの脳溝が重要である。
- この３つの脳溝によって、大脳は、[31.　　　]、[32.　　　]、[33.　　　]、[34.　　　]の４つの領域に分けられる。
- 大脳の表面は神経細胞が集まる[35.　　　]でおおわれている。
  その下には神経線維が集まる[36.　　　]がある。

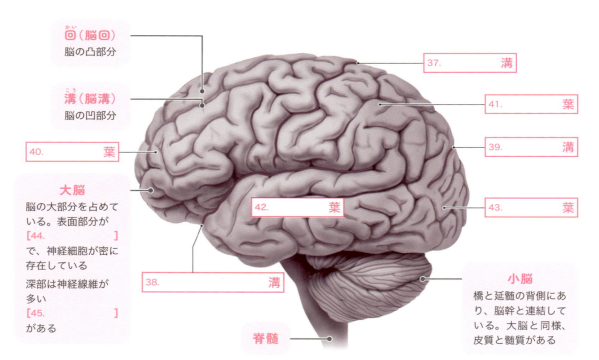

回（脳回）
脳の凸部分

溝（脳溝）
脳の凹部分

[37.　　　]溝
[41.　　　]葉
[39.　　　]溝
[40.　　　]葉
[42.　　　]葉
[43.　　　]葉
[38.　　　]溝

大脳
脳の大部分を占めている。表面部分が[44.　　　]で、神経細胞が密に存在している
深部は神経線維が多い[45.　　　]がある

小脳
橋と延髄の背側にあり、脳幹と連結している。大脳と同様、皮質と髄質がある

脊髄

> この脳溝と脳回があることで、大脳皮質の表面積を広くしているよ

> 外側溝はシルビウス溝ともいうんだね

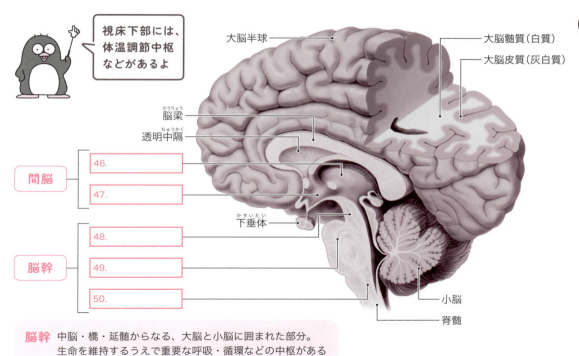

脳幹 中脳・橋・延髄からなる、大脳と小脳に囲まれた部分。生命を維持するうえで重要な呼吸・循環などの中枢がある

脳を守る骨と膜

- 脳は重要な臓器であるため、硬い[51.　　　]に囲まれ、保護されている。
- 脳は骨以外にも守られている。硬膜、くも膜、軟膜の3つの膜からなる[52.　　　]も脳を守る役割を果たしている。

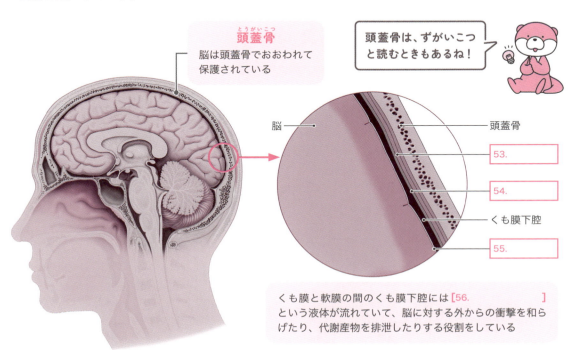

くも膜と軟膜の間のくも膜下腔には[56.　　　]という液体が流れていて、脳に対する外からの衝撃を和らげたり、代謝産物を排泄したりする役割をしている

大脳の機能

- 大脳は、運動や感覚を受け持つほか、意識や思考などの高次の精神活動を担っている。それらの機能は、場所によって役割が分かれている。

57. [　　]野
全身の筋肉に運動の命令を出す。大脳皮質の部位と体の部位との間で対応

58. [　　]野
熱さや痛みなどの皮膚や筋肉からの情報を受け取る。体性運動野と同じく、大脳皮質の部位と体の部位との間で対応関係がある

59. [　　]野
話すための言語野。ことばを話すために筋肉に命令を出す

60. [　　]野
聞いたことばの意味を理解するための言語野。相手のことばを理解する

61. [　　]野
耳からの音の情報を受け取る。周囲には聞こえた音の意味を理解する二次聴覚野がある

62. [　　]野
目からの情報を受け取る。周囲には、見た映像の意味を理解する二次視覚野がある

前頭葉／頭頂葉／側頭葉／後頭葉

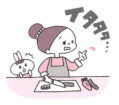
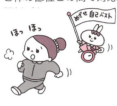
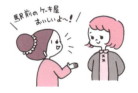
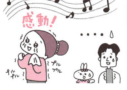
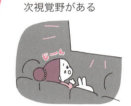

末梢神経の構造

- 末梢神経は、脳とつながる脳神経 [63.　　]対と、脊髄とつながる脊髄神経 [64.　　]対からなる。
- 末梢神経は、[65.　　]神経と [66.　　]神経に分けられる。
- さらに、体性神経は [67.　　]神経と [68.　　]神経に、自律神経は [69.　　]神経と [70.　　]神経に分けられる。
- おさらいもかねて図に整理する。

対（つい）というのは、左右あるという意味だよ

脳・神経系
- 中枢神経 — 71. [　　] / 72. [　　]
- 末梢神経
  - 体性神経 — 73. [　　]神経 / 74. [　　]神経
  - 自律神経 — 75. [　　]神経 / 76. [　　]神経

脳神経 12 対
脊髄神経 31 対

ややこしいけど、看護学生もみんな苦手なところなので覚えておこう

末梢神経の機能

- 末梢神経の機能を簡単にまとめる。

77. ［　　］神経
感覚神経が目や耳、皮膚などで感じた情報を脳に伝え、運動神経が脳の命令を受けて筋肉を動かす

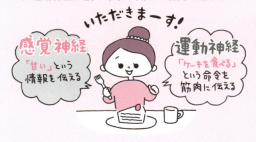

78. ［　　］神経
内臓や血管などに分布し、意思とは関係なく、はたらきを調節している。交感神経は活動的に、副交感神経は休息的にはたらく

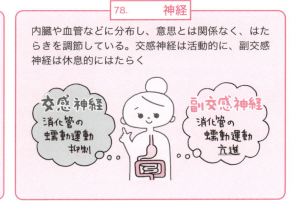

自律神経のしくみ

- 自律神経には交感神経と副交感神経があり、2つは［79.　　　］にはたらく。
- 交感神経は［80.　　　］に、副交感神経は［81.　　　］にはたらく。
- 下表に交感神経優位のときはどうなるか、副交感神経優位のときはどうなるか、入れてみよう。

交感神経優位	臓器・気管	副交感神経優位
[82.　　　]	消化器	[83.　　　]
[84.　　　]	気管	[85.　　　]
[86.　　　]	心拍数	[87.　　　]
[88.　　　]	膀胱壁	[89.　　　]
[90.　　　]	瞳孔	[91.　　　]

両者は反対の作用だよ

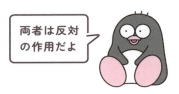

COLUMN
夜になると咳がひどくなる理由

　交感神経は活動的に、副交感神経は休息的にはたらきます。呼吸器で学んだ気管で考えてみましょう。
　日中は交感神経が優位のため、空気の通り道である気管は拡がっています。夜になり就寝時には副交感神経が優位のため、日中に比べ気管は狭くなります。そのため、咳は夜のほうがひどくなりやすいのです。

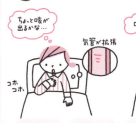
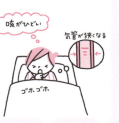

骨・筋肉の知識

全身の骨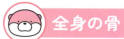

- 成人の骨の数は約[92.　　　]個ある。
  骨と骨は、[93.　　　]で連結され、[94.　　　]で動かしている。
- おもな骨格は、頭蓋骨、[95.　　　]、[96.　　　]、骨盤、上肢骨、下肢骨で形成されている。

関節の種類

- 骨と骨の連結を関節といい、運動性のある関節と、運動がほとんどできない関節がある。
- 可能な運動の方向によって、関節は[97.　　　]、[98.　　　]、[99.　　　]に分けられる。
- 関節は、凹凸の凸のほうを[100.　　　]、凹のほうを[101.　　　]という。

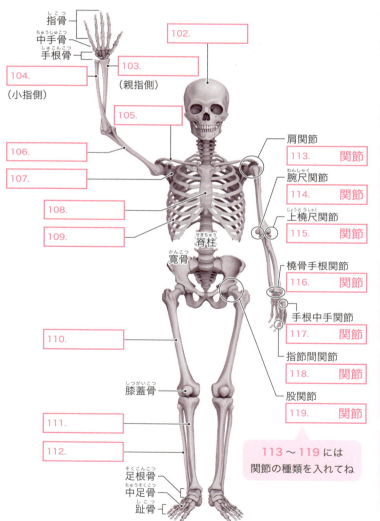

指骨
中手骨
手根骨
[104.　　　]（小指側）
[103.　　　]（親指側）
[102.　　　]
[105.　　　]
[106.　　　]
[107.　　　]
[108.　　　]
[109.　　　]
脊柱
寛骨
[110.　　　]
膝蓋骨
[111.　　　]
[112.　　　]
足根骨
中足骨
趾骨

肩関節 [113.　　関節]
腕尺関節 [114.　　関節]
上橈尺関節 [115.　　関節]
橈骨手根関節 [116.　　関節]
手根中手関節 [117.　　関節]
指節間関節 [118.　　関節]
股関節 [119.　　関節]

113〜119には関節の種類を入れてね

球関節
【特徴】関節頭が球形で、関節窩が椀状
【運動性】多軸性

楕円関節
【特徴】関節頭が楕円形
【運動性】2軸性

車軸関節
【特徴】関節頭が円筒形で関節窩の中で回転する
【運動性】1軸性

蝶番関節
【特徴】関節頭と関節窩が蝶番の形に似ている
【運動性】1軸性

鞍関節
【特徴】2つの鞍の背を合わせた形
【運動性】2軸性

平面関節
【特徴】平面と平面を合わせた形
【運動性】狭い範囲のみ（例：椎間関節）
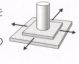

※上の6つのほか、中間的な構造のものを顆状関節といい、顎関節、膝関節、中手指節間関節などがある。

球関節は看護師国家試験でもよく出題されるよ

骨格筋の構造

- 全身には大小さまざまな筋が約600ある。そのうち、骨と関節を動かす筋を [120.   ] という。
- ボディメカニクスで登場したような大きな筋群を中心に覚えていこう。

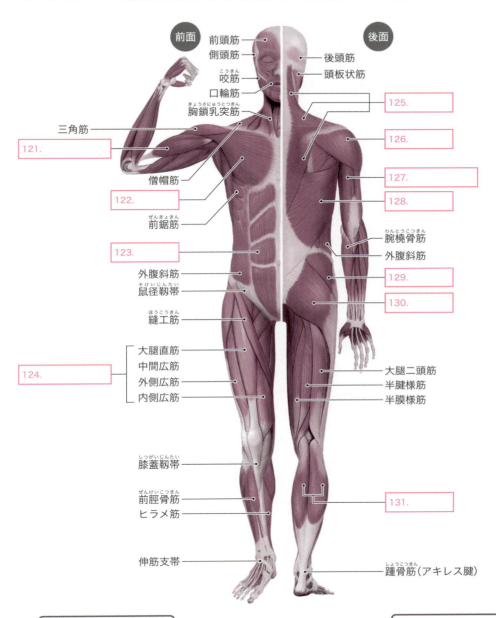

前面 / 後面

前面ラベル：前頭筋、側頭筋、咬筋、口輪筋、胸鎖乳突筋、三角筋、[121.]、僧帽筋、[122.]、前鋸筋、[123.]、外腹斜筋、鼠径靱帯、縫工筋、[124.]（大腿直筋、中間広筋、外側広筋、内側広筋）、膝蓋靱帯、前脛骨筋、ヒラメ筋、伸筋支帯

後面ラベル：後頭筋、頭板状筋、[125.]、[126.]、[127.]、[128.]、腕橈骨筋、外腹斜筋、[129.]、[130.]、大腿二頭筋、半腱様筋、半膜様筋、[131.]、踵骨筋（アキレス腱）

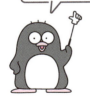

大きな主要な筋肉から覚えていくといいよ

三角筋って予防接種で注射されたことがある筋肉かも！

運動にかかわる筋の例

- 上肢と下肢で簡単に例を示します。

肘を動かす

- 屈曲（肘を曲げる）

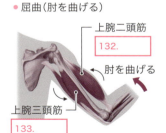

上腕二頭筋 [132.　　]
肘を曲げる
上腕三頭筋 [133.　　]

- 伸展（肘を伸ばす）

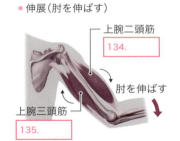

上腕二頭筋 [134.　　]
肘を伸ばす
上腕三頭筋 [135.　　]

大腿を動かす

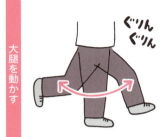

- 屈曲（大腿を前方に曲げる）

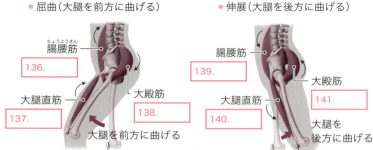

腸腰筋 [136.　　]
大腿直筋 [137.　　]
大殿筋 [138.　　]
大腿を前方に曲げる

- 伸展（大腿を後方に曲げる）

腸腰筋 [139.　　]
大腿直筋 [140.　　]
大殿筋 [141.　　]
大腿を後方に曲げる

筋が収縮しているのか、弛緩しているのか、動きに合わせて入れてね

問題にチャレンジ！

- それぞれの骨の数を書きましょう。

胸椎　[142.　　]個
腰椎　[143.　　]個
肋骨　[144.　　]本

- 矢印の骨の名前を書きましょう。

[145.　　　]

親指側が何という骨だったっけ？

- 球関節はどれか、a〜eから2つ選びましょう。

| a 肩関節 | b 腕尺関節 | c 橈骨手根関節 | d 股関節 | e 椎間関節 |

[146.　　][147.　　]

- 股関節を屈曲させる筋はどれか、a〜dから選びましょう。

| a 腸腰筋 | b 大殿筋 | c 大腿二頭筋 | d 腹直筋 |

[148.　　]

SPECIAL COLUMN

実習ってどんな種類があるの?

　看護学校では卒業までに、病院や施設などに出かけて行う8つの実習があります。実習のスケジュールは学校ごとに異なりますが、その内容は、保健師助産師看護師学校養成所指定規則と「看護師等養成所の運営に関する指導ガイドライン」において決められています。
　3年間で経験する実習について、大まかな流れを見てみましょう。

基礎看護学実習

　1・2年生で行く「はじめての実習」です。病棟を見学したり、患者さんとお話ししたり、看護師さんや先生と血圧を測ったり、清拭・寝衣交換をしたりします。

> 早ければ秋ごろには病院へ!

領域別実習

　領域別の実習では、1人の患者さんを受け持って、「患者さんの情報を集めて分析し、どんな看護をするかを計画・実践し、その結果を評価する」という一連の流れを学びます（この流れを「看護過程」と言います）。
　また、家族も含めた看護や看護師以外の職種といっしょに働くことについて学んだり、健康な人・社会復帰した人の理解のために、病院以外の場に行くこともあります。

- 成人看護学実習

　さまざまな疾患をもつ成人期の患者さんと家族の看護を学びます。手術や放射線治療、化学療法などを受けている患者さんの急性・回復・社会復帰期などにかかわります。

- 小児看護学実習

　「小児」といっても、赤ちゃんと小学生では特性が違うため、さまざまな成長の段階について勉強し、家族も含めた看護を学びます。疾患や障害をもつ子どもを受け持ったり、保育園で健康な児童とかかわったりします。

- 老年看護学実習

　高齢の方の特徴を理解して、家族も含めた看護を学びます。実習場所は病院だけでなく、老人保健施設やホスピスなどにも行きます。そこで慢性期・終末期の看護にかかわります。

- 母性看護学実習

　妊娠から出産後までのお母さんと、生まれたばかりの赤ちゃんが対象です。正常な出産を見学し、生命の誕生に感動することも。

- 精神看護学実習

　受け持つのは統合失調症（とうごうしっちょうしょう）の患者さんが多く、幻覚（げんかく）や幻聴（げんちょう）、不安や不眠などの症状があります。ケアやコミュニケーションのほか、レクリエーションをすることも。

地域・在宅看護論実習

　病院ではなく、地域で暮らす療養者さんが対象のため、ご家庭に直接うかがって実習をします。病気をきっかけに寝たきりになった方や、がんの末期や難病の方などとかかわります。

統合実習

　看護師の実務に即した実習として、1人で複数の患者さんを受け持ったり、夜勤の看護の一部を体験したり、「看護管理」やチーム医療の理解をめざしたりします。

> 実習の総仕上げ。3年制の場合、3年生の秋〜冬にあるよ

単位の接頭語

記号	読み	何倍か
G	ギガ	10^9（10の9乗）倍
M	メガ	10^6（10の6乗）倍
k	キロ	1,000 倍
h	ヘクト	100 倍
d	デシ	0.1 倍
c	センチ	0.01 倍
m	ミリ	0.001 倍
μ	マイクロ	10^{-6}（小数点以下に0が5）倍
n	ナノ	10^{-9}（小数点以下に0が8）倍
p	ピコ	10^{-12}（小数点以下に0が11）倍

単位の前に接頭語をプラスすることで小さな数字や大きな数字を表すことができるよ。例えば、1mの1,000倍を表したいときは、「k」をプラスして「1km」、1/100倍なら「c」をプラスして「1cm」だよ！

単位と接頭語の組み合わせかた

長さ(m)	1mm ➡ **10 倍** ➡ 1cm ➡ **100 倍** ➡ 1m ➡ **1,000 倍** ➡ 1km
面積(m^2)	1mm^2 ➡ **10^2(100)倍** ➡ 1cm^2 ➡ **100^2(10,000)倍** ➡ 1m^2 ➡ **100^2(10,000)倍** ➡ 1ha ➡ **10^2(100)倍** ➡ 1km^2
体積(m^3)	1mm^3 ➡ **10^3(1,000)倍** ➡ 1cm^3 ➡ **100^3(1,000,000)倍** ➡ 1m^3 ➡ **$1,000^3$(1,000,000,000)倍** ➡ 1km^3
質量(g)	1mg ➡ **1,000 倍** ➡ 1g ➡ **1,000 倍** ➡ 1kg
容積(L)	1mL ➡ **100 倍** ➡ 1dL ➡ **10 倍** ➡ 1L ➡ **1,000 倍** ➡ 1kL

単位を変換するときに、特に注意したほうがよさそうなのは、面積と体積のところかな？

PART 2

看護のための 数学

看護師国家試験では、BMIや点滴の滴下量の計算など、
臨床で必要になる数学の知識が毎年問われています
看護の視点からみて特に重要なテーマをいっしょにおさらいしましょう

CONTENTS

- 62 数の種類・表現と四則計算
- 68 平均
- 70 単位量当たりの大きさ（速度、密度）
- 74 割合・濃度・比

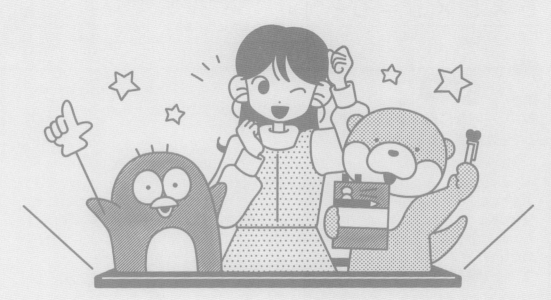

1 看護のための数学
BMI計算、ネーゲレ概算法につながる！
数の種類・表現と四則計算

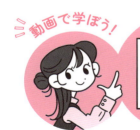

数の種類・表現
TOPICS
数の種類／数の表現

数の種類

- 整数 … 0 に [1.　　　] を増やしていく、または減らしていくことでできる数
- 正の数 … [2.　　　] より大きい数
- 負の数 … [3.　　　] より小さい数
- 自然数 … 1 に [4.　　　] を増やしていくことでできる [5.　　　] の整数
- 偶数 … 2 で [6.　　　] 整数
- 奇数 … 2 で [7.　　　] 整数

数の表現

- 小数 … 連続する整数の間の値を、[8.　　　] をつかって表した数
- 分数 … [9.　　　] 同士の割り算を、分子と分母とよばれる 2 つの整数で表した数
- 指数 … 同じ数を何回掛け合わせたのかを示す数。その計算のことを [10.　　　] という。

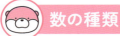

$5 \times 5 \times 5 = 5^3$　指数

累乗

ほかにも、実数と虚数、変数、ルート記号を使ったものなどがあるよ

COLUMN
看護に数学が必要って本当なの？

　看護では数学の知識が役立つ場面がたくさんあります。例えば、BMIの算出、点滴の滴下量・速度の調整、輸液ポンプの設定、酸素ボンベの残量の確認、希釈濃度を考慮した薬液の準備などです。これらは、看護師国家試験でも計算問題として毎年出題されています。実際の臨床現場では、計算そのものは電卓などの計算ツールを用いて行うことが多いですが、計算式の立てかた、数学的な考えかたは、予め理解しておく必要があります。

　数学がニガテだと感じている学生さんは少なくないと思います。小学校や中学校までの学習内容をマスターしておけば大丈夫なので、安心してください！　このワークブックでは、看護の場面で特に必要になる数学の知識が確実に身につくよう、テーマを選んでいます。入学前にいっしょにおさらいしましょう。

整数・小数の四則計算

TOPICS
四則計算／整数の計算／負の数を含む計算／
四則計算の法則／四則混合算／小数の計算

四則計算

- 足し算、引き算、掛け算、割り算のことを
[1.　　　　]という。

	別名	答え
足し算	加算	和
引き算	減算	差
掛け算	乗算	[2.　　　]
割り算	除算	[3.　　　]（＋余り）

整数の計算

- 暗算が難しく感じたら[4.　　　]を使って計算する。
- 足し算、かけ算の筆算では、[5.　　　]に注意する。
- 引き算、割り算の筆算では、[6.　　　]に注意する。

足すと10になる数字の組み合わせに慣れておくと暗算が早くなるよ！

負の数を含む計算

- [7.　　　]は、数直線上での０までの距離のことで、プラスやマイナスの[8.　　　]は進む方向を示す。この考えかたが負の数を含む計算では重要である。
- 負の数を含む足し算では、足される数字と足す数字が[9.　　　]のとき、絶対値だけを計算してから符号を付ける。[10.　　　]のときは、絶対値の大きいほうから小さいほうを引いて、絶対値の[11.　　　]ほうの符号を付ける。
- 負の数を含む引き算では、引く数が[12.　　　]のとき、符号をプラスにして足し算に変換する。引く数が[13.　　　]のときは、符号をマイナスにして足し算に変換する。
- 負の数を含む掛け算と割り算では、まず絶対値だけで計算する。
掛け合わせる数または割る数、割られる数のうち、負の数が[14.　　　]個あればプラス、[15.　　　]個あればマイナスの符号をつける。

問題にチャレンジ！

次の計算をしましょう。
(1) 16 + 54 + 29 = [16.　　　]
(2) 98 − 37 − 52 = [17.　　　]
(3) 46 × 25 = [18.　　　]
(4) 918 ÷ 34 = [19.　　　]

(5) 454 + 235 + 1791 = [20.   ]

(6) 672 − 2488 − 153 = [21.   ]

(7) 57 × 68 ×(− 3)= [22.   ]

(8) 12354 ÷(− 29)÷(− 6)= [23.   ]

途中式をちゃんと書かないと分からなくなっちゃいそう

四則計算の法則

❶ [24.   ]の法則
足し算と掛け算では、足される数、または掛けられる数と、足す数、または掛ける数を入れ替えても、答えは[25.   ]になる。

❷ [26.   ]の法則
足し算、掛け算では、どの数を括弧でまとめても答えは[27.   ]になる。

❸ [28.   ]の法則
括弧でまとめた複数の数字にある数をかけたときの答えは、それぞれの数字に同じ数をかけて、すべて足した答えと[29.   ]になる。

四則混合算

- 四則が混ざった計算を[30.   ]という。
- 計算の順番は、括弧のなか、または掛け算、割り算、累乗を[31.   ]。

問題にチャレンジ！

次の文章題を解いてみましょう。

(1) Aさんは、おばあさんから「チーズとハムを2週間分買ってきてほしい」とおつかいを頼まれました。おばあさんはチーズを毎日3個ずつ、ハムを毎日2枚ずつ食べます。このとき、Aさんは、1箱6個入りのチーズと1パック4枚入りのハムをそれぞれいくつ買えばよいでしょうか。

チーズ：[32.   ]
ハム：[33.   ]

(2) Bさんは、シールを100枚持っていましたが、そのうちの24枚を4歳下の妹にあげました。また、残ったシールの半分を2歳下の弟にあげました。すると、5歳上の姉から、Bさんの10歳のお誕生日プレゼントとして、大きなシールが7枚入ったセットを3個もらいました。このとき、Bさんはシールを何枚持っているでしょうか。

[34.   ]

どの数字が計算に必要なのか見極めよう

64

小数の計算

- 小数の計算では、[35.　　　]を正しい位置に打てるかどうかが重要である。
- 小数の足し算、引き算の筆算では、小数点の位置を[36.　　　　]。
- 小数の掛け算の筆算では、まずは整数と同じように計算する。最後に、掛けられる数と掛ける数の小数点以下の[37.　　　]を足した分だけ左へ移動した場所に小数点を打つ。
- 小数の割り算の筆算では、計算する前に小数点以下の桁数が[38.　　　　]ほうが整数になる数を、割られる数と割る数の両方に掛けておく。
- 計算式によっては、筆算を使うよりも小数を[39.　　　　]に変換したほうがわかりやすい。

> 割り算には、割られる数と割る数に同じ数を掛けても、掛ける前と答えが変わらないという特徴があるよ。でも、余りは変わるから注意してね

問題にチャレンジ！

❶〜❹のうち、小数点を打つべき位置を選びましょう。

(1) 25.518 × 4.2 = 10❶7❷1❸7❹56　　　[40.　　　]

(2) 4.006 × 17.55 = 7❶0❷3❸0❹53　　　[41.　　　]

次の筆算の答え、または空欄に当てはまる数字を答えましょう。

(1)　　93.1
　　+107.99

　[42.　　　]

(2)　　328.46
　　-155.78

　[43.　　　]

(3)　　67.91
　　×　32.5

　　（つづきを書こう！）

　[44.　　　]

(4) 5064 ÷ 16.88 = (5064 ÷ 16.88) × [45.　　　]
　　　　　　　　 = [46.　　　] ÷ [47.　　　] = [48.　　　]

```
          [48.        ]
[47.     )[46.        ]
```

（つづきを書こう！）

> どっちも整数にしてから筆算するんだね！

分数の基礎と四則計算

TOPICS
分数の基礎知識／約分と通分／分数の計算

分数の基礎知識

- 分数とは、ある整数 b を 0 以外の整数 a で割った [1.　　　] である。
- 分子よりも分母のほうが大きい数字の分数を [2.　　　] という。
- 分母よりも分子のほうが大きい数字の分数を [3.　　　] という。
- 仮分数は、整数と [4.　　　] の組み合わせで表すこともでき、これを [5.　　　] という。
- 分子を分母で割れば、分数を小数で表すことができる。

約分と通分

- 分数の分母と分子を同じ整数で割り、分母の小さい分数にすることを [6.　　　] という。
- 分母が異なる複数の分数を、値の大きさを変えずに同じ分母の分数にすることを [7.　　　] という。これにより、分数同士の値の大きさの差がわかりやすくなる。

整数も分数の形で表せるよ 例えば、$6 = \frac{6}{1}$ とかね！

問題にチャレンジ！

次の分数を小数に、小数を分数に変えてみましょう。

(1) $\frac{1}{10}$　[8.　　　]　　　(2) $\frac{2}{3}$　[9.　　　]

(3) $\frac{9}{8}$　[10.　　　]　　　(4) 0.45　[11.　　　]

(5) 0.333…　[12.　　　]　　　(6) 5.6　[13.　　　]

分数の計算

- 分数の足し算、引き算では、分母が共通しているときは [14.　　　] 同士のみ計算する。分母が異なるときは、[15.　　　] してから分子の計算を行う。
- 分数の掛け算、割り算は、分母同士、分子同士で計算する。割り算では、割る数の分母と分子を [16.　　　] 数字を掛ける。

「$\frac{2}{3}$ で割る」＝「$\frac{3}{2}$ を掛ける」で、「6 で割る」＝「$\frac{1}{6}$ を掛ける」なんだ！

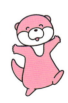

問題にチャレンジ！

次の計算をしましょう。

(1) $\dfrac{1}{6} + \dfrac{3}{6} =$ [17.　　　　]

(2) $\dfrac{9}{14} - \dfrac{1}{56} =$ [18.　　　　]

(3) $\dfrac{7}{5} \times \dfrac{20}{16} =$ [19.　　　　]

(4) $\dfrac{385}{14} \div \dfrac{5}{2} =$ [20.　　　　]

(5) $\dfrac{1}{17} \div \dfrac{3}{4} - \dfrac{3}{102} \times \dfrac{4}{3} =$ [21.　　　　]

(6) $7\dfrac{1}{5} + \dfrac{6}{5} \div 0.25 =$ [22.　　　　]

COLUMN
BMI計算とネーゲレ概算法ってどう計算するの？

ここまででおさらいした四則計算と累乗だけで、BMI*（体格指数）の計算とネーゲレ概算法にトライすることができます。それぞれの計算方法を紹介します。

● **BMI 計算**

BMI（体格指数）とは、体重と身長から算出する、体格を表す数値で、肥満だけでなく低体重（痩せ）の判定などにも用いられます。計算式は以下の通りです。

BMI ＝ 体重（kg）÷ 身長（m）²

身長の単位が「cm」ではなく、「m」となっているところに注意しましょう。

● **ネーゲレ概算法**

ネーゲレ概算法とは、妊婦の出産予定日を算出する方法です。出産予定日は、最終月経日から数えて280日目とされています。カレンダー上で数えるのは大変ですが、この方法なら簡単です。

手順①：
最終月経のあった月 － 3 ＝ 出産予定月

3を引くと0や負の数になってしまうときは、9を足しましょう。

手順②：
最終月経がはじまった日にち ＋ 7
**　　　　　　　　　　　　＝ 出産予定日**

妊娠期間において、1カ月＝28日（4週間）と考えます。そのため、ネーゲレの概算法は月経周期が正常、つまり28日周期の妊婦にのみ当てはまります。

月経周期が短かったり、長かったり、不規則だったりする場合は、ずれが生じるので注意しましょう。

＊【BMI】body mass index：体格指数

2 看護のための数学
看護研究、統計、バイタルサインの評価につながる！
平均

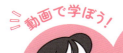

▶ 平均

TOPICS
平均／代表値、加重平均

平均

- 複数の数量データを[1.　　　]して、
  すべて等しくなるように[2.　　　]ことを[3.　　　]という。
- 平均値は、全データの数量の[4.　　　]をデータの[5.　　　]で割って求める。

代表値、加重平均

- 数量データを[6.　　　]順に並べたときに真ん中に位置する数値を、[7.　　　]という。
- 数量データの中でいちばん登場回数が[8.　　　]数値は、[9.　　　]という。
- 平均値、[10.　　　]、[11.　　　]のように、
  データ全体の[12.　　　]を数値で表したものを[13.　　　]という。
- 全体の平均値と、平均値の平均値は別のものである。
- データの数による結果への[14.　　　]の差を考えた平均を[15.　　　]という。

問題にチャレンジ！

これって加重平均の問題だね！

文章題を解いてみましょう。

(1) 友人5人でミニテスト（100点満点）を受けたところ、Cさんは90点、Dさんは76点、Eさんは84点、Fさんは90点、Gさんは98点でした。5人のミニテストの点数の平均値、中央値、最頻値はそれぞれ何点でしょうか。

Cさん	Dさん	Eさん	Fさん	Gさん
90点	76点	84点	90点	98点

平均値…[16.　　　]、中央値…[17.　　　]、最頻値…[18.　　　]

68

(2) 年中無休の H 駅では、2023 年の 1 日あたりの利用客数の平均が 100 人でした。H 駅のみで購入できる駅弁が SNS で話題になったため、2024 年には、平均 200 名に増加しました。2023 年から 2024 年の 2 年間の 1 日あたりの利用客数の平均は何人でしょうか（なお、小数点以下は切り捨てること）。

[19.　　　]

次のグラフは、30 人の看護学生が春休み期間中に読んだ本の冊数を冊数別に表したヒストグラムです。(1)～(4) の問いに答えましょう。

(1) 3 冊以上読んだ学生は全部で何人でしょうか。

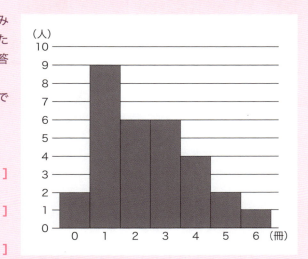

[20.　　　]

(2) 最頻値は何冊でしょうか。

[21.　　　]

(3) 中央値は何冊でしょうか。

[22.　　　]

(4) 平均値は何冊でしょうか(なお、小数点第 2 位は四捨五入すること)。

[23.　　　]

COLUMN
グラフの読み取るときのポイントは？

レポート作成や看護研究のために、グラフが載っている資料を読むことがあります。グラフの種類をおさらいしましょう。

① **絵グラフ**
　同じ絵を並べて、量の大小を比較するグラフ。グラフの内容が一目でわかりやすい。

② **棒グラフ**
　棒の長さ・高さで、複数のデータの量の大小を比較するグラフ。

③ **折れ線グラフ**
　時間経過などによる変化 (割合や量が増えたか減ったか) をみるグラフ。

④ **帯グラフ**
　全体の構成比をみるグラフ。

⑤ **円グラフ**
　帯グラフと同様に、全体の構成比をみるグラフで、各項目の全体における割合が一目でわかりやすい。

⑥ **ヒストグラム**
　数値の範囲 (階級) ごとにデータを区切り、その範囲内のデータの個数 (度数) を表したグラフ。見た目は棒グラフに似ている。データの散らばり具合がわかる。

⑦ **箱ひげ図**
　四角い箱の上下に、T字のひげが生えている形をしているグラフ。複数のデータの散らばり具合を比較することができる。

69

3 看護のための数学
輸液・点滴の計算につながる！
単位量当たりの大きさ（速度、密度）

▶ **単位量当たりの大きさ**

TOPICS
単位量／単位量当たりの大きさ／解法のポイント／
速度、密度の問題を解くときのポイント

単位量

- 数量を計算するときに基準とする量を [1.　　　] という（例えば、1時間、1m、1m^2 など）。
- 単位量がなにを基準の1として数えているかはそれぞれ異なるため、注意する。
  例えば、1時間は [2.　　　] 分、1ダースは [3.　　　] 個をひとまとまりとして数えている。

問題にチャレンジ！

次の単位量が基準の1としている数量はいくつでしょうか。
(1) 1日　…[4.　　　] 時間
(2) 1m^3 …[5.　　　] cm^3
(3) 1km^2 …[6.　　　] m^2

単位量当たりの大きさ

- 単位量当たりの大きさとは、1単位当たりの大きさのことで、例えば、1時間当たりの移動距離（＝[7.　　　]）、1m^3 当たりの質量（＝[8.　　　]）などである。
- 単位量当たりの大きさ（1単位当たりの大きさ）は、
  すべて「1単位当たりの大きさ ＝ $\dfrac{[9.　　　　　]}{単位量いくつ分}$」という考えかたで求められる。

> 速度は、単位時間（分、秒など）当たりの移動距離、密度は単位体積（1cm^3 や 1m^3 など）当たりの質量だと覚えておこう！

解法のポイント

① 問題文から、「1単位当たりの大きさ」を言い換えた言葉を見つける。
② 使われている [10.　　　] に注目して計算式を立てる。
- 1単位当たりの大きさ（例えば、「時速」）の単位（例えば、「km/h」）に沿って計算式を作る。

70

❸必要なときは、計算式を[11.　　　　]の法則を使って変形する。
- 全体の大きさや、単位量いくつ分かを問われたときは、わからない数量を X として、単位量当たりの大きさを求める式を立て、変形していけばよい。

❹必要なときは、[12.　　　　]をそろえる。
- よく問われる単位量については、何を基準の 1 として数えているかを覚えておく。

 速度、密度の問題を解くときのポイント

速度
- 速度 = $\dfrac{[13.\qquad]}{[14.\qquad]}$
- 移動距離 = 速度 × かかった時間
- かかった時間 = $\dfrac{移動距離}{速度}$

密度
- 密度 = $\dfrac{質量}{体積}$
- 質量 = 密度 × 体積
- 体積 = $\dfrac{[15.\qquad]}{[16.\qquad]}$

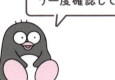
式の変形については P.64 でやったから、もう一度確認しておこう

これをそれぞれ覚えるのは大変かも……。単位量当たりの大きさの考えかたをマスターしなきゃ！

問題にチャレンジ！

さまざまな文章題を解いてみましょう。

(1) 10m で 500 円の白いリボンと、18m で 850 円の青いリボンがあります。1m 当たりの値段を比較したとき、どちらが安いでしょうか。

[17.　　　　]

(2) ある土曜日、J さんは 20 分歩いて、自宅から 1.7km 離れている図書館に到着しました。このとき、J さんは分速何 m で歩いたでしょうか。

[18.　　　　]

(3) 部屋の壁を塗装するとき、1m² 当たり 110g のペンキを消費します。塗装が終わると、4kg のペンキを使い切っていました。塗装した壁の面積は何 m² でしょうか（なお、小数点第 2 位は四捨五入すること）。

[19.　　　　]

(4) ある町の面積は42km²で、人口は8,538人です。この町から隣町に231人が転居し、他県からこの町に366人が移住したあとの、この町の人口密度を求めましょう。

[20.　　　　　]

(5) ある商店街では、3店舗でたこ焼きを買うことができます。それぞれのお店の、1パックあたりのたこ焼きの個数と、代金は、次の表の通りです。どのお店が最も安くたこ焼きを買えるといえるでしょうか。

	個数(個)	代金(円)
店α	6	540
店β	12	900
店γ	3	250

[21.　　　　　]

(6) Iさんは、春休み中の課題である数学のワークブックを毎日5ページずつ進めることにしました。ワークブックの総ページ数が126ページのとき、ワークブックを終えるまでに何日かかるでしょうか。

[22.　　　　　]

(7) 輸液ポンプを40mL/時に設定し、500mLの薬液の投与を午前7時から開始したとき、終了予定時刻は何時でしょうか。

[23.　　　　　]

(8) 300mLの輸液を2時間で行います。1分当たり何mL投与すればよいでしょうか。また、20滴で1mL分投与できる一般用の輸液セットを用いる場合、1分当たりの滴下数は何滴でしょうか。

[24.　　　　　]mL/分
[25.　　　　　]滴/分

ぜんぶ同じ考えかたで解けるんだ！

SPECIAL COLUMN

看護学生としてのマナーと身だしなみ

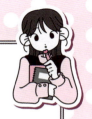

看護学校では必ず実習を経験します（P.59 参照）。看護学生はまだ看護師免許を持っていませんが、ユニフォームを着て病棟に行けば、患者さんやご家族からは看護師と同じような存在に見られます。また、指導してくれる看護師さんや他の職種の方々にも、学ばせていただく意識をもって接することが大切です。早ければ1年生のうちに最初の実習がやってきます。医療専門職をめざす者としてふさわしい態度や身だしなみを、今のうちにチェックしておきましょう。

実習での適切な態度とマナーの例

- 患者さんやご家族、医療従事者を問わず、ハキハキとあいさつする
- エレベーターに乗るときは、ほかの利用者を優先する
- 廊下では、患者さんや看護師のじゃまにならないように注意し、学生どうしで広がって歩かない。また走ったりうるさく足音を立てたりしない
- 話を聞くときは、姿勢を正して、必要に応じてメモを取る。適切に返事をする（相手が立っているときは自分も立つ）
- 学生どうしで実習に関係ない私語をしない。ふざけたトーンで話さない。

あいさつは、どんなときでも大切だよ。患者さんや看護師さんと信頼関係を築くための第一歩！

実習での適切な身だしなみ

ヘアスタイル	・髪色は暗いトーンとする ・前髪は目にかからない長さとし、長い場合はピンで留める ・ロングヘアは低めのお団子にする（ネットやピン、整髪料などで後れ毛のないようにまとめる）
メイク	・ナチュラルメイクとする ・つけまつげ、カラーコンタクトなどは使用しない ・（男子学生）ヒゲは剃る
爪	・ジェルネイルやマニキュア、つけ爪はつけない ・短く整える
ユニフォーム	・シワ、ほつれ、汚れのない清潔な状態で着用する ・インナーが透けないように注意する ・規定の着用方法を守り、着崩さない ・ボタンやファスナーなどはきちんと留める
その他	・香水はつけない ・匂いの強い柔軟剤や整髪料などに注意する ・ピアス、ネックレス、指輪などのアクセサリーは外す

ユニフォームをきちんと身につけると自然と背筋がのびるし、ナースになる実感がわいてくるね。早く実習に行ってみたいな！

4 看護のための数学
希釈・注射薬の計算につながる！
割合・濃度・比

▶ 割合・濃度・比

TOPICS
割合／濃度／比／比例配分

割合

- ある数量を基準の[1.　　　]として、別の数量が基準にした数量の何倍か表すことを[2.　　　]という。
- [3.　　　]は、小数、分数で示す。[4.　　　]、歩合などもある。
- 割合は、[5.　　　]÷[6.　　　]で求められる。
- 割合を、[7.　　　]や歩合で示すときは、小数で示した割合を読み替える必要がある。ただし、計算するときは小数または分数に戻す。

割合の読み替えかた

分数	$\left(\dfrac{1}{1}\right)$	$\dfrac{1}{10}$	$\dfrac{1}{100}$	$\dfrac{1}{1000}$
小数	1	0.1	[8.　　　]	0.001
百分率	[9.　　　]	10%	1%	0.1%
歩合	10割	1割	[10.　　　]	1厘

- 基準にした数量と割合がわかっていて、比べたい数量を求めるときは、
  [11.　　　]×[12.　　　]、
  比べたい数量と割合がわかっていて、基準にした数量を求めるときは、
  [13.　　　]×$\dfrac{1}{[14.　　　]}$
  または[15.　　　]÷[16.　　　]で求める。

ここでも式の変形が必要なんだ！
もう1回動画でおさらいしておこうかなぁ

◀ 問題にチャレンジ！

割合に関する問題を解いてみましょう。
(1) 花700種類に対するオレンジ色の花35種類の割合を小数、分数、百分率で答えましょう。

小数[17.　　　]、分数[18.　　　]、百分率[19.　　　]

(2) 男子 63 人、女子 87 人の学年の男子の割合はどれだけでしょうか。
小数、分数、百分率で答えましょう。

小数[20.　　　]、分数[21.　　　]、百分率[22.　　　]

(3) 書籍 K は 384 ページ中 128 ページにイラストが掲載されており、書籍 L は 288 ページ中 80 ページにイラストが掲載されています。イラストなしのページの割合が大きいのはどちらの書籍でしょうか。

[23.　　　]

(4) 900 人にアンケート調査を実施したところ、31％が「いいえ」と答えました。
「いいえ」と答えたのは何人でしょうか。

[24.　　　]

(5) M さんにとって、週末に使った 5,896 円は月のお小遣いの 26.8％を占めます。
M さんの毎月のお小遣いはいくらでしょうか。

[25.　　　]

濃度

- [26.　　　]とは、溶液に溶けている[27.　　　]の質量の割合を[28.　　　]で示したものである。
- 「基準にした数量」に溶液の質量、「比べたい数量」に溶質の質量を当てはめると、
[29.　　　]は、(溶質の質量÷溶液の質量)×[30.　　　]で求められる。

> 溶液の質量＝溶質の質量＋溶媒の質量だよ

問題にチャレンジ！

濃度に関する問題を解いてみましょう。
(1) ある食塩水 600g には 54g の食塩が含まれています。この食塩水の質量パーセント濃度を答えましょう。

[31.　　　]

(2) 水500gと砂糖98gで砂糖水を作りました。この砂糖水の質量パーセント濃度を答えましょう。ただし、小数点第2位は四捨五入すること。

[32.   ]

(3) 食塩24gを溶かした食塩水320gに占める水の割合は、百分率ではどれだけでしょうか。

[33.   ]

(4) 濃度14％の砂糖水が200g、水460gに砂糖を溶かして作った濃度8％の砂糖水があり、これらをすべて混ぜ合わせて混合水溶液を作ったとき、この混合水溶液の質量パーセント濃度は何％でしょうか。ただし、小数点第2位は四捨五入すること。

[34.   ]

混合水溶液の問題は、まず溶質の質量を求めるんだよね？

比

- 2つ以上の数量を比べたときの[35.   ]の関係を表したものを比という。
- 比の値とは、a が b の何割か、何倍かを表す数であり、
  「$a:b$」の比の値は、[36.   ]で求められる。そのため、
  比は[37.   ]を「：(コロン)」をつかって示したものともいえる。コロンは対(たい)と読む。
- 比には、c が [38.   ]以外の数のとき、
  $a:b=(a×c):(b×c)$、$a:b=\left(\dfrac{a}{c}\right):\left(\dfrac{b}{c}\right)$ であるという性質がある。
- できるだけ小さい整数の比にすることを「比を[39.   ]」という。
- 比の形を使った等式を[40.   ]という。
  [41.   ]をかけた数と[42.   ]を掛けた数が
  [43.   ]という特徴がある。

割合と濃度と比はセットで勉強できるんだね！

問題にチャレンジ！

空欄に当てはまる数値を答えましょう。

(1) $70:63=$ [44.   ]

(2) $26:52:104=$ [45.   ]

(3) 2 : 11 = 8 : [46.   ]

(4) 15 : [47.   ] = 5 : 8

(5) 9 : 63 : [48.   ] = [49.   ] : 7 : 5

(6) $\dfrac{7}{21} : \dfrac{4}{3} = 1 :$ [50.   ]

比例配分

- ある数量を定められた比で分けることを [51.   ] という。
- 計算問題を解くときは、[52.   ] を用いて、一部と全体の比に直すとイメージしやすい。

問題にチャレンジ！

比に関する問題を解いてみましょう。

(1) あるクラスの男女比は 1 : 7 です。男子が 5 人のとき、女子は何人でしょうか。

[53.   ]

(2) コーヒー牛乳 180g のコーヒーと牛乳の比は 2 : 3 でした。
牛乳は何 g 含まれているでしょうか。

[54.   ]

(3) 濃度 5％の消毒液を使って、濃度 0.05％の消毒液を 1,000mL 作るとき、濃度 5％の消毒液は何 mL 必要でしょうか。

[55.   ]

(4) 50mg/2mL とラベルに表記されている注射薬を 20mg 投与するには何 mL 投与すればよいでしょうか。

[56.   ]

注射薬の「50mg/2mL」という表記は、2mL中に50mgの薬剤が含まれているという意味だよ！

SPECIAL COLUMN

SNSの使用と個人情報の取り扱い

みなさんは、子どもの頃からスマートフォンに親しみ、さまざまなSNSに触れてきた世代だといえるでしょう。趣味を通じて友だちとつながったり、手軽に情報を手に入れられるなど、とても便利で楽しいSNSですが、これから看護学生になるにあたっては、改めて適切なつきあいかたを知っておく必要があります。誹謗中傷をしてはならないのはもちろんのこと、著作権侵害にも注意しなければなりません（P.49参照）。医療者としての倫理観を問われる投稿は厳禁ですし、いわゆる身バレも思わぬ問題を引き寄せてしまいます。

さらに、看護師には法律で定められた守秘義務があり、「看護師の倫理綱領」においても個人情報の適正な取り扱いが明記されています。これは学生であっても同じです。万が一、実習で知り得た患者さんの個人情報やプライバシーにかかわる情報を流出させてしまうと、患者さんの人権を侵害し、信頼関係を破壊してしまいます。学校や実習先が責任を追及されるのはもちろん、学生自身も退学処分になることも考えられます。SNSが日常に浸透しているからこそ、学生のうちから適切な情報の取り扱いを身につけておくことは、非常に重要なのです。

SNSを使用するうえで、やってもいいことには〇、ダメなことには×をつけてみよう

❶ 実習で患者さんが語ってくれた思い出話に感動したので、Instagramの友だち限定のストーリーでシェアする [　　]
❷ 実習先の指導者さんに言われて嫌だった言葉をXに書いて、すぐに消す [　　]
❸ はじめてユニフォームを着たら想像以上にかわいかったので、友だちとツーショットを撮ってアップする [　　]
❹ 医療ドラマの手術シーンで看護師役の俳優の手技がすばらしかったので、みんなにおすすめするために切り抜き動画をアップする [　　]

> いまどき誰も本名でSNSをやっているわけないし、鍵付きアカウントにすればだいじょうぶなんじゃないのかな？

答え合わせ

❶❷❸❹・・・すべて×

❶❷ 実習で知り得た情報はどんな形であってもSNSに投稿してはいけません。隠したりぼかしたりしても、同じアカウントの書き込みや友だちのアカウントとのつながりから、学校や実習先がわかり、個人を特定できてしまうおそれもあります。友だち限定のストーリーや鍵つきアカウントへの投稿などで公開範囲を限定している場合でも、またすぐ消す場合でも、**一度でも公開したものはスクリーンショットなどで保存される可能性があり、流出するリスクを想定しなければなりません**。また、ネガティブな書き込みは内容によっては誹謗中傷にあたることもあります。

❸ 憧れのナース服に袖を通すとうれしい気持ちになりますが、**ユニフォームは学校のウェブサイトで公開されていることも多く、そのデザインから学校を特定することができてしまいます**。楽しげなオフショットを、実習先の患者さんが目にする可能性はゼロではありません。真摯に学ぶことが求められる看護学生としては控えたほうがよいでしょう。
❹ 医療ドラマはモチベーションを高めるのにも役立ちますが、**ドラマの切り抜き動画をアップすることは著作権法違反です**（P.49）。感想を自分の言葉にして具体的におすすめしましょう。

> SNSでのふるまいや情報の取り扱いに気をつけて、トラブルのない学生生活を送ろう

PART 3

看護のための 国語

難しい漢字を「正確に読み書き」でき、
学校の先生や患者さん、先輩の看護師さんに「正しい言葉づかい」で話す
この2つを目標に、看護で役立つ国語の知識をいっしょにおさらいしましょう

CONTENTS

- 80 漢字の読み書き
- 84 言語表現と敬語

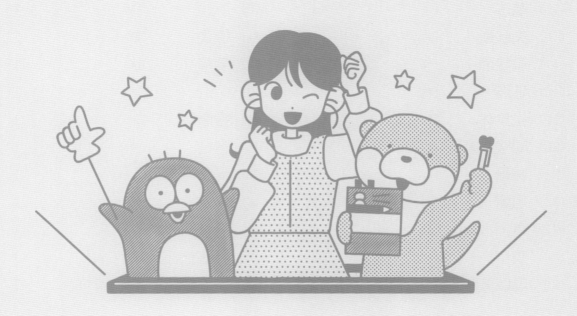

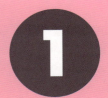

看護のための国語
教科書・参考書の読解、看護記録につながる！
漢字の読み書き

看護の漢字を読んでみよう

(1) 措置	[1.]	
(2) 隔離	[2.]	
(3) 血漿	[3.]	
(4) 凝固	[4.]	
(5) 穿刺	[5.]	
(6) 疼痛	[6.]	
(7) 脆弱	[7.]	
(8) 痙攣	[8.]	
(9) 仰臥位	[9.]	
(10) 牽引	[10.]	
(11) 剝離	[11.]	
(12) 侵襲	[12.]	
(13) 頓服	[13.]	
(14) 清拭	[14.]	
(15) 罨法	[15.]	
(16) 矢状断	[16.]	
(17) 冠状面	[17.]	
(18) 延髄	[18.]	
(19) 松果体	[19.]	
(20) 咽喉	[20.]	
(21) 味蕾	[21.]	
(22) 咀嚼	[22.]	
(23) 嚥下	[23.]	
(24) 顎下	[24.]	
(25) 嘔吐	[25.]	

(26) 喀血	[26.]	
(27) 嗄声	[27.]	
(28) 挿管	[28.]	
(29) 口蓋扁桃	[29.]	
(30) 膠原病	[30.]	
(31) 甲状腺	[31.]	
(32) 頸部	[32.]	
(33) 僧帽弁	[33.]	
(34) 頻脈	[34.]	
(35) 心筋梗塞	[35.]	
(36) 神経叢	[36.]	
(37) 静脈洞	[37.]	
(38) 肩峰	[38.]	
(39) 腋窩	[39.]	
(40) 肘頭	[40.]	
(41) 橈骨	[41.]	
(42) 手掌	[42.]	
(43) 側弯	[43.]	
(44) 椎間板	[44.]	
(45) 脊椎	[45.]	
(46) 胸郭	[46.]	
(47) 喘息	[47.]	
(48) 咳嗽	[48.]	
(49) 肺塞栓症	[49.]	
(50) 横隔膜	[50.]	

(51) 腹腔　　　[51.　　　]
(52) 横行結腸　[52.　　　]
(53) 胃瘻　　　[53.　　　]
(54) 胃潰瘍　　[54.　　　]
(55) 盲腸　　　[55.　　　]
(56) 総胆管　　[56.　　　]
(57) 胆囊　　　[57.　　　]
(58) 膵炎　　　[58.　　　]
(59) 腎盂　　　[59.　　　]
(60) 腸蠕動　　[60.　　　]
(61) 腸骨稜　　[61.　　　]
(62) 殿部　　　[62.　　　]
(63) 下痢　　　[63.　　　]
(64) 恥骨　　　[64.　　　]
(65) 膀胱　　　[65.　　　]
(66) 陰茎　　　[66.　　　]
(67) 導尿　　　[67.　　　]
(68) 排泄　　　[68.　　　]
(69) 腟壁　　　[69.　　　]
(70) 悪阻　　　[70.　　　]
(71) 吸啜　　　[71.　　　]
(72) 啼泣　　　[72.　　　]
(73) 臍帯　　　[73.　　　]
(74) 大腿　　　[74.　　　]
(75) 関節拘縮　[75.　　　]

(76) 膝蓋骨　　[76.　　　]
(77) 靱帯　　　[77.　　　]
(78) 腱鞘　　　[78.　　　]
(79) 脛骨　　　[79.　　　]
(80) 腓骨　　　[80.　　　]
(81) 踵　　　　[81.　　　]
(82) 顆部　　　[82.　　　]
(83) 眼瞼　　　[83.　　　]
(84) 瞳孔　　　[84.　　　]
(85) 蝸牛　　　[85.　　　]
(86) 嗅覚　　　[86.　　　]
(87) 紫斑　　　[87.　　　]
(88) 瘢痕　　　[88.　　　]
(89) 黄疸　　　[89.　　　]
(90) 浮腫　　　[90.　　　]
(91) 蕁麻疹　　[91.　　　]
(92) 褥瘡　　　[92.　　　]
(93) 風疹　　　[93.　　　]
(94) 廃用症候群[94.　　　]
(95) 骨粗鬆症　[95.　　　]
(96) 糖尿病　　[96.　　　]
(97) 癌　　　　[97.　　　]
(98) 寛解　　　[98.　　　]
(99) 昏睡　　　[99.　　　]
(100) 蘇生　　[100.　　　]

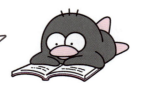

どれも教科書や参考書に
よく出る漢字だよ
読めないものがあっても
まだ大丈夫！

看護の漢字を書いてみよう

(1) カンゴ [1.　　　　　]
(2) カイボウ [2.　　　　　]
(3) ビョウタイ [3.　　　　　]
(4) シッカン [4.　　　　　]
(5) メンエキ [5.　　　　　]
(6) モンシン [6.　　　　　]
(7) カンベツ [7.　　　　　]
(8) シンリョウホウシュウ
　　　　　　　　[8.　　　　　]
(9) ビョウショウ [9.　　　　　]
(10) リショウ [10.　　　　　]
(11) カイバ [11.　　　　　]
(12) ケッセン [12.　　　　　]
(13) コウタイ [13.　　　　　]
(14) ノウソッチュウ [14.　　　　　]
(15) ハイケツショウ [15.　　　　　]
(16) コウソク [16.　　　　　]
(17) マスイ [17.　　　　　]
(18) チンツウヤク [18.　　　　　]
(19) ゾウエイザイ [19.　　　　　]
(20) ダエキ [20.　　　　　]
(21) クケツタイ [21.　　　　　]
(22) ヤクブツドウタイ
　　　　　　　　[22.　　　　　]
(23) イサン [23.　　　　　]
(24) ナイフク [24.　　　　　]
(25) ゲネツ [25.　　　　　]

(26) ガッペイショウ [26.　　　　　]
(27) トウセキ [27.　　　　　]
(28) ユエキ [28.　　　　　]
(29) ヒンケツ [29.　　　　　]
(30) ヨクセイ [30.　　　　　]
(31) コウハン [31.　　　　　]
(32) ゼンワン [32.　　　　　]
(33) フズイイキン [33.　　　　　]
(34) チョクチョウ [34.　　　　　]
(35) コウモン [35.　　　　　]
(36) イシュク [36.　　　　　]
(37) セッショクショウガイ
　　　　　　　　[37.　　　　　]
(38) シュヨウ [38.　　　　　]
(39) ギャクタイ [39.　　　　　]
(40) シキュウナイマク
　　　　　　　　[40.　　　　　]
(41) シキュウタイ [41.　　　　　]
(42) ナンブソシキ [42.　　　　　]
(43) リョウヨウ [43.　　　　　]
(44) ソクヨク [44.　　　　　]
(45) ケンタイカン [45.　　　　　]
(46) ジュセイ [46.　　　　　]
(47) ニンシン [47.　　　　　]
(48) ロッコツ [48.　　　　　]
(49) タイカン [49.　　　　　]
(50) コツバン [50.　　　　　]

(51) ザコツ [51.]	(80) センショクタイ [80.]
(52) ジョウシ [52.]	(81) イデン [81.]
(53) ジンツウ [53.]	(82) シンセンブ [82.]
(54) ブンベン [54.]	(83) サシンシツ [83.]
(55) リニュウ [55.]	(84) ウシンボウ [84.]
(56) セイソウ [56.]	(85) イショク [85.]
(57) カスイタイ [57.]	(86) ジュンカン [86.]
(58) シカン [58.]	(87) シンハクシュツリョウ
(59) ソクトウヨウ [59.]	[87.]
(60) ルイセン [60.]	(88) エシ [88.]
(61) チュウスウ [61.]	(89) ダイドウミャクキュウ
(62) ダッキュウ [62.]	[89.]
(63) ホウゴウ [63.]	(90) カイセンシ [90.]
(64) シャッコツ [64.]	(91) ドウミャクコウカ
(65) カクマク [65.]	[91.]
(66) モウマク [66.]	(92) ドウミャクカイリ
(67) コウサイ [67.]	[92.]
(68) ホッセキ [68.]	(93) ジジョグ [93.]
(69) アエン [69.]	(94) ギソク [94.]
(70) スイトウ [70.]	(95) カイゴ [95.]
(71) タイシャ [71.]	(96) ダッスイ [96.]
(72) カンセン [72.]	(97) キュウメイ [97.]
(73) センプク [73.]	(98) カンワ [98.]
(74) ケッカク [74.]	(99) シュウマツキ [99.]
(75) ニョウケッセキ [75.]	(100) ジュミョウ [100.]
(76) シッシン [76.]	
(77) シンピ [77.]	
(78) ネッショウ [78.]	
(79) メッキン [79.]	

なんだか難しい……！
でも、どの言葉も看護に
関係しているんだもんね？

2 言語表現と敬語

看護のための国語
実習先での言葉づかい、看護記録につながる！

Check! 言語表現

TOPICS
言語表現で間違えやすいポイント

言語表現で間違えやすいポイント

❶ 主語と述語の [1.　　　]
- 文章の主語と述語があっていないことを主語と述語の [2.　　　] という。
- 主語と述語だけを読んでみると間違いに気づきやすい。
- 修飾部分が長いと [3.　　　] が起きやすくなる。

❷ 重複表現
- 一文のなかで同じ [4.　　　] の言葉を重ねることを重複表現、または二重表現という。

よくある重複表現

重複表現	言い換えの例
まずはじめに	まずは／はじめに
まだ未定	未定
従来から	[5.　　　]
約○○年ほど前	約○○年前／○○年ほど前
アメリカに渡米する	アメリカに渡る
各○○ごと	各○○／○○ごと
第○回目	第○回／○回目
頭痛が痛い	頭痛がする／頭が痛い
安心感を感じる	安心感を [6.　　　]／安心感がある
返事を返す	返事をする
あとで後悔する	後悔する／後で [7.　　　]
事前予約	予約
内定が決まる	内定する
お体をご自愛ください	ご自愛ください

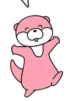

意外と使っているかも！気をつけよう

❸ 言い回しの重複
- 1つの段落や文章のなかで、同じ言い回し（「こと」、接続詞など）を何度も使うことは避ける。

❹ 動詞を修飾する言葉の位置
- 主語や動詞などを修飾する部分が長いとき、正確に意味が伝わるよう、言葉の順番に気をつける。

❺読点の使いかた
- 読点は、文章の構成や意味がよりわかりやすくなるよう、打つ場所を意識する。

❻話し言葉と書き言葉の混在
- 会話中に使う言葉と文章中に使う言葉を区別する。

話し言葉と書き言葉の関係

話し言葉	書き言葉
なんで／どうして	[8.　　　　]
いっぱい	多い
ちょっと	少し、少々
とても	非常に／[9.　　　]
もっと	[10.　　　]
絶対に	必ず／決して
もう	すでに
たぶん	おそらく
やっぱり	やはり
やっと	ようやく
だから	[11.　　　　]／そのため
〜けど	〜が
〜じゃない	〜ではない
〜みたい	〜のよう
こっち／そっち／あっち／どっち	こちら／そちら／あちら／どちら
こんな／そんな／あんな／どんな	このような／そのような／あのような／どのような
いろんな	いろいろな／[12.　　　　]
全然	まったく
全部	すべて
一番	[13.　　　]
おもしろい	興味深い（／印象に残る）
びっくりする	驚く

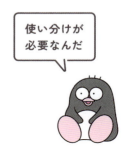
使い分けが必要なんだ

❼ら抜き・い抜き・さ入れ言葉
- 正しい用法に沿って、「ら」や「い」が抜けたり、「さ」が入ってしまったりしないように気をつける。

❽流行り言葉・短縮語
- 流行り言葉や短縮した言葉は、相手によっては伝わらないので、別の言葉に言い換える。

使ってしまいがちな流行り言葉・短縮語

マジ／マ？／ガチ	それな	ヤバい／エグい	草
神	超／バリ	エモい	おけ／りょ
○○み	おつ	てか	あざす
ウケる	普通に	ジワる	ですです
なにげ	秒で	ゆうて	とりま
いい意味で	アツい	地味に	強い
詰み／詰んだ	刺さる	控えめに言って	尊い

時制の不一致、品詞の使いかた、誤字脱字などにも要注意！

85

◀ **問題にチャレンジ！**

次の文章は、主語と述語にねじれがあります。正しい表現に直しましょう。

(1) 私の夢は、救命救急科の看護師として活躍する。
　　[14.　　　　　　　　　　　　　　　　　　　　　　　　　　　　　　　　　　　]

(2) 最新の人口動態統計は、今後ますます少子化が進むと思われる。
　　[15.　　　　　　　　　　　　　　　　　　　　　　　　　　　　　　　　　　　]

(3) 近所の書店は、看護に関する本を多く取り揃えており、イラストや写真が豊富でわかりやすい。
　　[16.　　　　　　　　　　　　　　　　　　　　　　　　　　　　　　　　　　　]

次の文章中の重複表現を別の言葉に言い換えましょう。

(1) まずはじめに、私が約10年ほど前に日本に来日したときの印象を話そう。
　　[17.　　　　　　　　　　　　　　　　　　　　　　　　　　　　　　　　　　　]

(2) 従来からの方法を見直し、第3回目は事前予約を受け付ける。
　　[18.　　　　　　　　　　　　　　　　　　　　　　　　　　　　　　　　　　　]

(3) 来週についてはまだ未定なので、今返事を返すとあとで後悔するかもしれない。
　　[19.　　　　　　　　　　　　　　　　　　　　　　　　　　　　　　　　　　　]

次の文章では、話し言葉と書き言葉が混在しています。正しい表現に直しましょう。

(1) なんでテスト勉強に集中できないのか全然わからない。
　　[20.　　　　　　　　　　　　　　　　　　　　　　　　　　　　　　　　　　　]

(2) クラスで一番暗記が得意な彼でも、解剖学にはちょっと苦戦しているみたいでびっくりした。
　　[21.　　　　　　　　　　　　　　　　　　　　　　　　　　　　　　　　　　　]

下線部の言葉を正しく直しましょう。

(1) B5サイズならリュックサックに<u>入れれる</u>。　　　　　　　[22.　　　　　　　　　]

(2) 彼女は懇親会に<u>来れなかった</u>。　　　　　　　　　　　　[23.　　　　　　　　　]

(3) ちょうど映画を<u>観てた</u>。　　　　　　　　　　　　　　　[24.　　　　　　　　　]

(4) 心の準備が<u>できてない</u>。　　　　　　　　　　　　　　　[25.　　　　　　　　　]

(5) 一旦<u>置かさせて</u>いただく。　　　　　　　　　　　　　　[26.　　　　　　　　　]

(6) 奥に<u>座らさせて</u>もらう。　　　　　　　　　　　　　　　[27.　　　　　　　　　]

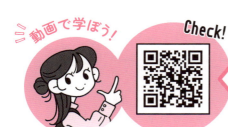

敬語

TOPICS
敬語の種類（丁寧語・美化語・尊敬語・謙譲語）／
尊敬語・謙譲語独自の動詞／丁寧な言葉づかい

敬語の種類（丁寧語・美化語・尊敬語・謙譲語）

- 敬語は、[1.　　　]、[2.　　　]、[3.　　　]、[4.　　　]の４種類に大別できる。

❶ [5.　　　]
- 「です」「ます」「でございます」を用いて、聞き手に対して敬意を表す丁寧な言いかたを[6.　　　]という。

❷ [7.　　　]
- 接頭語の「お」「ご」を用いて、物事を上品に表す言いかたを[8.　　　]という。

❸ [9.　　　]・[10.　　　]
- 聞き手や話題の中心人物自身、またはその人にかかわる物事を高めて敬う言いかたを[11.　　　]という。
- 自分自身、または自分にかかわる物事（身内も含む）について[12.　　　]表現をすることによって聞き手や話題の中心人物自身、またはその人にかかわる物事を高めて敬う言いかたを[13.　　　]という。
- 動作の主体が相手のときは[14.　　　]、自分のときは[15.　　　]を使う。

尊敬語・謙譲語独自の動詞

- 尊敬語・謙譲語独自の動詞はあらかじめ覚えておく。
- １つの言葉に対して同じ種類の敬語を重ねて使うことを[16.　　　]という。
日本語として適切ではないとされているので避ける。

動詞の尊敬語・謙譲語への言い換え

尊敬語	動詞	謙譲語
される／[17.　　　]	する	[18.　　　]
[19.　　　]／仰せになる	言う	申す／申し上げる
[20.　　　]（／お思いになる）	思う	存ずる
（お聞きになる）	聞く	[21.　　　]／承る／拝聴する
いらっしゃる／おいでになる	行く	[22.　　　]／伺う
いらっしゃる／おいでになる／[23.　　　]	来る	参る／伺う／参上する
下さる（／お与えになる）	与える	[24.　　　]
ご存じ（／お知りになる）	知る	[25.　　　]／存じる

※括弧内の動詞は独自の形ではない

普段から使い慣れていないと
難しい……ですね！

◀ 問題にチャレンジ！

下線部を尊敬語・謙譲語にしてみましょう。

(1) 先輩もケーキを食べる？

[26.   ]

(2) かかりつけ医に診てもらった。

[27.   ]

(3) 私も待ち合わせ場所に行く。

[28.   ]

(4) 叔母のアルバムを見る。

[29.   ]

下線部を正しい敬語に直しましょう。

(1) 家にお客様がおる。

[30.   ]

(2) 教授の論文を読んだ。

[31.   ]

(3) 私のお母さんは、貴学の卒業生だ。

[32.   ]

(4) 院長先生は、3時にはお帰りになられるとおっしゃられた。

[33.   ] [34.   ]

(5) 僕は、部長が会長から花をもらったと聞いた。

[35.   ] [36.   ]

[37.   ] [38.   ]

丁寧な言葉づかい

● 実習先やアルバイト先では、「ごめんなさい」を「申し訳ございません」に言い換える、クッション言葉を使うなど、より丁寧な言葉づかいを心がける。

◀ 問題にチャレンジ！

次の文章をより丁寧な表現に直しましょう。

(1) 【お断りするとき】
　　それはできません。　[39.   ]

(2) 【話しかけるとき】
　　ちょっといいですか？　[40.   ]

(3) 【電話を取ったとき】
　　もしもし。○○です。　[41.   ]

(4) 【要件を伺うとき】
　　ご用件は何ですか？　[42.   ]

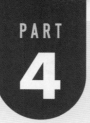

看護のための 社会

看護の対象となるのは、社会に暮らすあらゆる人々です。
日本から世界まで現代社会を広く見渡し、
看護師として大切な人権や倫理についてもいっしょにおさらいしましょう

CONTENTS

- 90 現代社会の基礎知識
- 92 社会保障制度
- 96 人権の基礎知識
- 100 医療・生命にかかわる倫理
- 102 公衆衛生

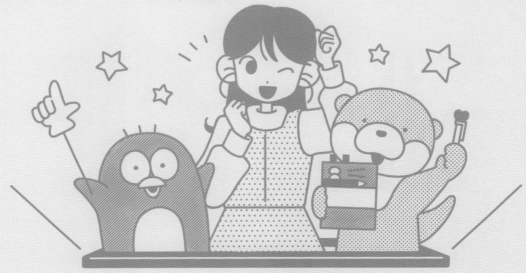

看護のための社会

1 環境と未来につながる！
現代社会の基礎知識

▶ 現代社会の基礎知識

TOPICS
少子高齢化の進展／地球温暖化とその対策／
持続可能な社会

少子高齢化の進展

- 総人口に占める65歳以上の人の割合（高齢化率）が増加している社会の状態を [1.　　　　　] という。
- くわしい分類として、高齢率が14％以上になった社会を [2.　　　　　]、21％以上になった社会を [3.　　　　　] とする場合もある。
- 子どもが生まれる数が減少し、総人口に占める年少人口（15歳未満の人口）の割合が減少している状態を [4.　　　　　] という。日本では1970年代中頃から始まり、急速に進んでいる。
- これらの状態があわさった社会構造を [5.　　　　　] という。
- 日本の人口は2008年にピークに達し、以降はゆるやかに [6.　　　　　] しつつある。
- 少子高齢化の進展により、医療のニーズは [7.　　　　　] し続けている。

問題にチャレンジ！

男女別に各年齢の人口構成を表したグラフを人口ピラミッドといいます。
現代の日本の人口構成により近いものは、aとbどちらでしょうか？

高齢者を支える世代が
少なくなっているのはどっち？

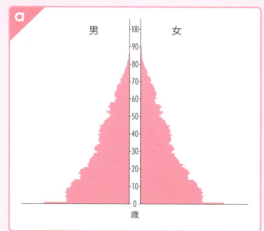
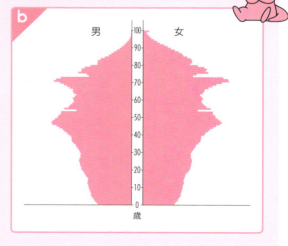

[8.　　　　　]

地球温暖化とその対策

> 1人ひとりが省エネの意識をもつことが大切だね

- 人間の活動によって温室効果ガスの割合が増加し、地球全体の気温が上昇することを [9.　　　　　] という。
- 温室効果ガスにはさまざまなものがあるが、なかでも最も大きな影響をもたらすのが、石炭や石油の燃焼によって生じる [10.　　　　　] である。
- 地球温暖化が進むことにより、海面の上昇や異常気象、生物多様性の減少などをもたらす [11.　　　　　] が問題となっている。
- 日本では2050年までに、温室効果ガスの排出量から吸収量と除去量を差し引いた合計をゼロにする [12.　　　　　] をめざしている。
- 地球温暖化対策の1つとして、太陽光、風力、水力、地熱などの資源を活用した [13.　　　　　] の活用が進められている。これらは、石炭や石油などと比較すると枯渇しない資源であり、発電時に [14.　　　　　] を排出しないことが特徴である。

持続可能な社会

- 地球の資源を使い過ぎず、環境・社会・経済のバランスを保ちながら、次世代も安心して生活できる社会を [15.　　　　　] な社会という。
- 限られた資源を大切に使うためのアクションを、[16.　　　　　]、[17.　　　　　]、[18.　　　　　] の頭文字をとって3R（スリーアール）という。
- 持続可能な社会を実現するために国連で定められた17の目標を、[19.　　　　　] という（コラム参照）。貧困の解消、地球環境の保護、すべての人々の平等な生活をめざしている。

3R（スリーアール）
- リデュース（Reduce）…ごみの量を減らすこと
- リユース（Reuse）…再利用すること
- リサイクル（Recycle）…資源として再生すること

> 買い物にエコバッグを持っていくのはリデュース、フリマアプリで不要品を譲るのはリユース、資源ごみを分別するのはリサイクルにあたるね

COLUMN　SDGsって何だろう？

持続可能な開発目標（Sustainable Development Goals：SDGs）は、2015年に国連で採択された17の目標です。2000年に採択されたミレニアム開発目標（Millennium Development Goals：MDGs）を引き継ぎ、2016年から2030年までの目標として設定されました。SDGsはMDGsで解決しきれなかった課題を受け継ぎながら、「誰一人取り残さない世界」をめざしており、国だけでなく企業や個人も取組主体となっているのが特徴です。

17の目標のなかには、169の具体的なターゲット項目があります。医療・看護の視点でみると「目標3：すべての人に健康と福祉を」があてはまり、このターゲット項目には妊産婦や新生児の死亡率削減、感染症対策、メンタルヘルス対策、薬物・アルコールなどの乱用対策が含まれます。このほか、「目標6：安全な水とトイレを世界中に」「目標5：ジェンダー平等を実現しよう」「目標10：人や国の不平等をなくそう」なども看護の視点では関連が深いといえるでしょう。

> 看護職として、個人として、自分にできることを考えていこう

看護のための社会

2 みんなを支える仕組みにつながる！
社会保障制度

▶ 社会保障制度の知識

TOPICS 医療保険制度／介護保険制度／年金制度／高額療養費制度／指定難病医療費助成制度／生活保護

医療保険制度

- 病気やけがをしたときに備えて保険者にあらかじめ保険料を支払い、必要に応じて医療費の一部を負担してもらう仕組みを[1. 　　　　]という。
- 日本では、すべての国民が何らかの保険に加入することを義務づける[2. 　　　　]となっている。保険に加入している人のことを[3. 　　　　]という。
- 加入する保険は、企業に勤めているかどうかや年齢などによって異なる。75歳以上になるとすべての人が[4. 　　　　]に加入する。
- 医療を提供した医療機関は、その患者が加入している医療保険の保険者（運営主体）にかかった医療費を請求する。このとき、患者が窓口で支払うのは医療費の[5. 　　　　]である。
- 自己負担割合は、6歳から70歳までの[6. 　　]割を原則として、年齢や所得などの条件によって助成制度もある。
- 2021年から、[7. 　　　　]が健康保険証として使えるようになった。2024年12月からは従来の健康保険証は新規発行されなくなり、[8. 　　　　]を使用する仕組みに一本化された。

医療保険の種類

制度		被保険者	保険者
被用者保険	健康保険 協会管掌	中小企業（従業員300人未満）の労働者とその家族	全国健康保険協会（協会けんぽ）
	健康保険 組合管掌	大企業の労働者とその家族	健康保険組合
	船員保険	船員とその家族	協会けんぽ
	共済組合	公務員・私学教職員とその家族	共済組合
国民健康保険		自営業者、自由業など	都道府県、市町村など
後期高齢者医療制度		対象者：75歳以上の者、及び65〜74歳で一定の障害の状態にあり、後期高齢者医療広域連合の認定を受けた者	後期高齢者医療広域連合

病院に行ったときのことを思い出してみよう。窓口の支払いが3,000円だったら※、かかった医療費は本当は10,000円で、そのうち7,000円を医療保険の保険者が負担しているんだよ

※3割負担の場合

介護保険制度

- 介護が必要になったときに備えてあらかじめ保険者に保険料を支払い、必要に応じて介護サービス費用の一部を負担してもらう仕組みを[9.   ]という。
- 市町村・特別区が[10.   ]となり、40歳以上のすべての人が加入する。
- 65歳以上になると[11.   ]となる。
  40歳以上65歳未満の場合は、[12.   ]となり、老化が原因とされる病気（厚生労働省が定めた16の「特定疾病」）の場合に限って介護保険サービスを利用できる。
- 介護が必要になったときは、市町村・特別区に申請して[13.   ]を受け、認定された要介護度に応じてサービスを受ける（非該当となる場合もある）。
- 要介護度は、要介護[14.   ]と、要支援[15.   ]の、合計7つの段階がある。
- 介護保険のサービスにはさまざまなものがあるが、代表的な分類には、家で暮らし続けることをサポートする[16.   ]と、施設での生活を提供する[17.   ]がある。
- 要介護度や家庭の事情などに合った適切なサービスを受けられるように調整・計画する専門職を[18.   ]という。
- 自己負担割合は、[19.]割負担を原則として、所得が多い場合は[20.]割または[21.]割となる。

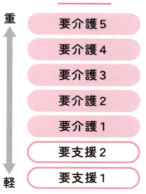

要介護度によって、使用できる介護サービスの合計金額（支給限度額）が変わってくるよ。
同じように、施設に入れるかどうか、福祉用具を借りられるかどうかも変わるよ

介護保険のサービスのおおまかな種類

居宅サービス
＝介護を受けながら家で生活する
- ホームヘルパーに来てもらう（訪問介護）
- 看護師に来てもらう（訪問看護）
- デイサービスに通う（通所介護）
- 車椅子などを借りる（福祉用具貸与）
など

施設サービス
＝介護を受けながら施設で生活する
- 介護老人福祉施設（特別養護老人ホーム）
- 介護老人保健施設
- 介護医療院

家で生活するためのサービス（居宅サービス）には、地域ごとに定められたもの※も含めていろいろな種類があるけれど、介護保険で入所できる施設（施設サービス）は、この3種類だけなんだよ

※地域密着型サービス

COLUMN

地域包括ケアシステムって何だろう？

介護が必要になっても、住み慣れた地域で自分らしい暮らしを人生の最後まで続けることができるよう、住まい・医療・介護・予防・生活支援が一体的に提供されるシステムのことを地域包括ケアシステムといいます。地域とは、具体的には中学校区くらいのサイズ感が想定されています。

地域包括ケアシステムでは、4つの「助」が互いに連携することでさまざまな生活課題を解決することをめざしています。4つの「助」は、自助（自分のことは自分でする）、互助（相互に支え合う）、共助（介護保険など被保険者の負担で支え合う）、公助（税により負担する）からなります。

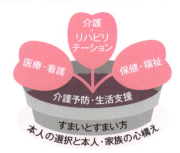

厚生労働省：平成28年3月 地域包括ケア研究会報告書.
を参考に作成

年金制度

- 現役世代がお金を出し合って65歳以上の引退世代の生活を支える制度を、[22.　　　　]制度という。
- 公的年金には、20歳以上60歳未満のすべての人が加入する[23.　　　　　]と、会社員・公務員の人が加入する[24.　　　　]がある。
- 国民年金には20歳以上60歳未満のすべての人が加入する。これを[25.　　　　]という。
- 現役世代のうちに払う保険料は、積み立てられて将来もらえる年金になるわけではなく、いまの引退世代を支えるために使用される。この仕組みを[26.　　　　]という。

年金制度の仕組み

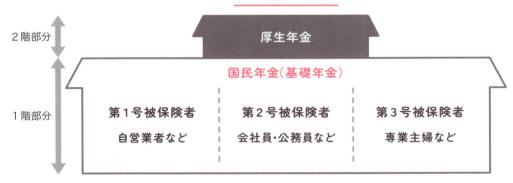

会社員や公務員だった人は、国民年金（基礎年金）に加えて、厚生年金が上乗せされるよ。2階建ての家みたいだね

高額療養費制度

- 重い病気やケガで高額な療養費がかかる際に、自己負担額を一定の金額まで抑えられるしくみを[27.　　　　]という。
- 1か月あたりの自己負担限度額（年齢や所得に応じて異なる）を超えると、その超過分が保険者から[28.　　　　]として後日支給される。
- 入院や手術を控えている場合は、あらかじめ保険者に申請し、[29.　　　　]を発行してもらうことで、高額な費用の立て替えが不要になる※。

※マイナ保険証の利用により、事前の手続きをすることなく窓口での自己負担額が軽減される。

指定難病医療費助成制度

- 難病のうち、厚生労働大臣が定めるものを[30.　　　　]という。2024年4月の時点で341疾病あり、これらの病気の治療にかかる医療費の一部が助成される。
- 都道府県に申請し認定を受けた場合には、[31.　　　　]が発行される。これにより、指定医療機関で受ける治療の自己負担額が軽減される。

難病と指定難病の定義

難病
- 発病の機構が明らかでなく
- 治療方法が確立していない
- 希少な疾病であって
- 長期の療養を必要とするもの

現在341疾病。医療費助成の対象

厚生労働大臣が定める "指定難病"
- 患者数が本邦において一定の人数（注）に達しないこと
- 客観的な診断基準（又はそれに準ずるもの）が確立していること

（注）人口のおおむね千分の一（0.1％）程度に相当する数と厚生労働省令において規定している

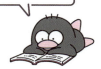

2014年に成立した、難病の患者に対する医療等に関する法律（難病法）に基づく制度だよ

生活保護

- 資産や能力などのすべてを活用してもなお生活に困窮する人に対し、日本国憲法第25条で定められた[32.　　　　]な最低限度の生活を保障し、自立を助ける制度を[33.　　　　]という。
- 申請を受け付けたり受給の可否を決定したりするのは、地域の[34.　　　　]である。
- 保護の種類は8つの[35.　　　　]からなる。

扶助の種類

① 生活扶助　⑤ 介護扶助
② 住宅扶助　⑥ 出産扶助
③ 教育扶助　⑦ 生業扶助
④ 医療扶助　⑧ 葬祭扶助

「扶助」には、力添えをして助けるという意味があるよ

3 看護のための社会
ダイバーシティにつながる！
人権の基礎知識

▶ 人権の知識

TOPICS
基本的人権／障害者福祉／セクシュアリティ／ダイバーシティ

基本的人権

- すべての人が生まれながらにもっている、侵すことのできない基本的な権利のことを、[1.　　　　　　]という。日本国憲法に定められており、自由権、平等権、社会権、参政権、請求権などがある。
- 社会権のうち、人間らしく生きるための権利を[2.　　　]権という。すべての国民がもっており、[3.　　　]にそれを保証する責任がある（日本国憲法第25条）。
- この考えかたをもとに、国民の生活や健康を守るためにつくられたのが社会保障制度である。とくに生存権を保障するためのしくみとして[4.　　　　]がある（P.95）。
- すべての国民は、基本的人権をもっている一方で、他人の権利をむやみに侵害すること（濫用）は許されていない。[5.　　　　　]のもとで使用する責任を負うと定められている（日本国憲法第12条）。
- 例えば、喫煙は個人の権利だが、周囲の人に受動喫煙をさせてしまう。つまり、他人の健康をおびやかすおそれがあるため、喫煙する権利は[6.　　　　　]によって制限される。そのため、現在は病院など多くの公共施設で禁煙が定められている（健康増進法に基づく）。

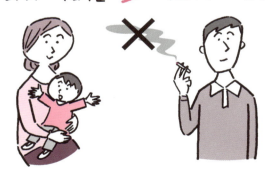

公共の福祉 ＞ 個人の権利

日本国憲法第25条

❶ すべて国民は、健康で文化的な最低限度の生活を営む権利を有する。
❷ 国は、すべての生活部面について、社会福祉、社会保障及び公衆衛生の向上及び増進に努めなければならない。

これまで見てきた社会保障制度は、この考えかたに基づいて生まれたんだね

障害者福祉

- 基本的人権の考えかたに基づいてつくられた社会保障制度のなかに、障害者福祉制度がある。
- 障害の種類は、障害者基本法において、
  [7.　　　　　]障害、[8.　　　　　　]障害、[9.　　　　　　　]障害に分類されている。
- 障害の有無にかかわらず、誰もが同じように生活できるようにすることを
  [10.　　　　　　　　　]という。
- 身体上の障害がある人に対し、[11.　　　　　　　]に基づいて交付される手帳を
  [12.　　　　　　　　　]という。医療費の助成や補装具の給付、税金の控除など、さまざまな支援が受けられる。
- [13.　　　　　　　　]に基づき、障害をもつ人々が安心して生活が送れるよう、障害の種類や程度に応じたさまざまな支援が提供されている。
- 街の中や、生活に使うものなどさまざまなものを、すべての人々にとって使いやすい状態をめざして設計することを[14.　　　　　　　]という。

身体障害者手帳の対象となる疾患

- 視覚障害
- 聴覚又は平衡機能の障害
- 音声機能、言語機能又はそしゃく機能の障害
- 肢体不自由
- 心臓、じん臓又は呼吸器の機能の障害
- ぼうこう又は直腸の機能の障害
- 小腸の機能の障害
- ヒト免疫不全ウイルスによる免疫の機能の障害
- 肝臓の機能の障害

生まれつき目や耳が不自由な人や身体が不自由な人だけでなく、腎不全のため血液透析を必要とする人や、手術によってストーマ（人工肛門）をつくった人なども含まれるよ

COLUMN
バリアフリーとユニバーサル・デザインってどう違うの？

　ユニバーサル・デザインと似た意味の言葉に、バリアフリーがあります。「トイレをバリアフリー化する」といったフレーズで、こちらのほうが以前からよく使われていましたが、ユニバーサル・デザインとはどう違うのでしょうか？
　バリアフリーは、その人たちのバリア（=障壁、障害）を取り除くという意味です。つまり、障害者や高齢者に目を向け、バリアを解消して生活上の困難を減らしていこうという考えかたを表します。一方でユニバーサル・デザインは、すべての人に目を向けています。障害の有無や年齢、性別、言語、文化などにかかわらず、あらゆる人にとって使いやすい、わかりやすい状態を意図しています。いずれもノーマライゼーションに基づく考えかたですが、誰にとっても最初からバリアがない状態をめざすユニバーサル・デザインのほうが、近年ではより求められ

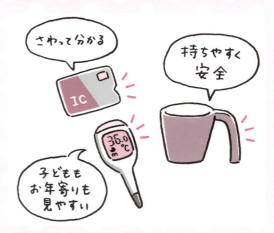

るようになっています。
　ユニバーサル・デザインは、社会のあらゆる場所に活用されています。例えば病院では、誰もが開け閉めしやすいスライドタイプのドアや、大きく見やすい案内表示やピクトグラムなどが使われています。また、身近な生活用品にもユニバーサル・デザインの工夫を見つけることができます。どんなものがあるか探してみましょう。

セクシュアリティ

- 性について広く言い表す言葉を[15.   ]という。
- このうち、生物学的な側面からみた性別を[16.   ]という。
- 一方で、心理的・社会的な背景に基づく性別を[17.   ]という。
- 自分の性をどのように認識しているかの自己認識を[18.   ]という。
  この自己認識において、生物学的な性別と心理的・社会的な性別が一致しない人のことを[19.   ]という。
- 性自認について、男性／女性のいずれにも当てはまらない人のことを[20.   ]という。
- どのような対象に性的な関心をもつかの傾向を、性的指向という。生物的な性が異なる相手を対象とすることを[21.   ]、生物学的な性が同じ相手を対象とすることを[22.   ]という。
- 性自認や性的指向において少数派である人々のことを[23.   ]という。
  代表的な属性の頭文字をとって[24.   ]ともいう。

LGBTQ

L	Lesbian（レズビアン）	女性として女性を好きになる人
G	Gay（ゲイ）	男性として男性を好きになる人
B	Bisexual（バイセクシャル）	異性と同性どちらも好きになる人
T	Transgender（トランスジェンダー）	生物学的な性と心理的・社会的性が一致しない人
Q	Questioning（クエスチョニング）	性的指向・性自認が定まらない人、わからない人、決めたくない人など

＊ここに「＋」をつけて「LGBTQ＋」とし、この枠組みに当てはまらない多様な性を表現することもある。

看護職として、正しい知識をもっておきたいね

 ## ダイバーシティ

- 性別による不平等をなくすことを[25.   ]という。
- 性別、人種、国籍、年齢、セクシュアリティ、障害の有無などさまざまな違いにかかわらず、多様性をもつさまざまな人が共存する状態を[26.   ]という。
- 多様性をもつ人々がお互いを認め、尊重しあい、力を活かすことを[27.   ]という。

SDGs（P.91）では
「目標5：ジェンダー平等を実現しよう」
「目標10：人や国の不平等をなくそう」
が関係しているね

SPECIAL COLUMN

看護師国家試験について

　看護師国家試験とは、国家資格である看護師免許の取得に必要な試験で、毎年2月に行われています。看護学校に入学し、看護師になるために必要な課程を経た人が受験することができます。

　試験では、午前と午後に分けて合計240問が出題されます。問題形式には、①必修問題、②一般問題、③状況設定問題があります。試験時間は合計320分です。

　出題（試験）範囲は、「看護師国家試験出題基準」がもとになっており、2025年2月現在、令和5年版が最新です。厚生労働省のホームページから閲覧が可能なので、看護学校に入学したら、一度見てみましょう。

　問題の種類は、4肢択一問題が基本で、5肢択一、5肢択二問題も出題されます。また、出題数は少ないですが、検査画像などの視覚素材を用いた問題や、計算問題もあります。

　近年、受験者数は6万人を超え、合格率は90%前後で推移しています。

● 必修問題

　必修問題は、看護師として特に基本的かつ重要な知識および技術を問う問題です。どの問題が必修問題かは公開されていませんが、午前・午後の最初の25問（合計50問）が必修問題であると考えられています。

　必修問題には、8割（50問中40問）正答できないと、他の問題が解けていても合格できない「絶対基準」が設けられています。必修問題の1問に泣く人が少なからずおり、合格のカギを握る重要な問題となっています。

● 一般問題

　一般問題は、全240問のうち、おおむね130問出題され、問題数のなかで最も大きな割合を占めます。人体のしくみなどの専門基礎科目から、母性や小児などの領域の科目まで、看護で学んだ知識がまんべんなく問われるところです。

● 状況設定問題

　状況設定問題は、全240問のうち、60題出題されています。患者さんに関する長い状況設定文を読み、必要な情報を取捨選択し、正しく分析する力が必要です。1つの状況設定文に対して3問出題される3連問が基本ですが、単問や2連問で出題されることもあります。

● 時間配分・点数配分

　理想の時間配分としては、1問あたり1分で解けるようになるとよいでしょう。必修問題・一般問題に1問1分、状況設定問題に1問2分使うと、10分見直しの時間がとれる計算になります。必修問題・一般問題は1問1点、状況設定問題は1問2点です。必修問題は先に述べたとおり8割という絶対基準が設けられていますが、一般問題・状況設定問題は相対基準となっており6～6.5割程度がボーダーラインとなることが多いです。

看護師国家試験の概要

午前	必修問題	120問	2時間40分
	一般問題		
	状況設定問題		
午後	必修問題	120問	2時間40分
	一般問題		
	状況設定問題		

※試験時間や問題の配置は変更される可能性がありますので注意しましょう

問題の例（必修問題）

第113回国試午前13

免疫機能に関与する細胞はどれか。

1. 血小板
2. 白血球
3. 網赤血球
4. 成熟赤血球

【解答】2

4 いのちの尊重につながる！医療・生命にかかわる倫理

看護のための社会

倫理の知識

TOPICS
患者の権利／生殖の倫理／臓器移植／終末期医療

患者の権利

- 医療を受ける人が尊重されるべき基本的な権利のことを[1.　　　　]という。
- 第二次世界大戦での非人道的な行為や、患者の同意を得ないまま進められた実験などの反省を経て、1964年に世界医師会によって[2.　　　　　　]が採択された。
  これにより、[3.　　　　　　　　　　]が確立された。
- この権利はその後、医学研究の範囲にとどまらない、臨床における患者の権利としても広まった。患者が治療などについて十分な情報を得て承諾することを、[4.　　　　　　　　　]という。
- 1981年に世界医師会が採択した、患者の権利を尊重することをうたった宣言を[5.　　　　　　]という。

リスボン宣言（抜粋）
- 良質の医療を受ける権利
- 選択の自由の権利
- 自己決定の権利（自己決定権）
- 情報を得る権利
- 機密が守られる権利（プライバシー保護）
- 尊厳を得る権利　など

看護職のありかたを定めた法律（保健師助産師看護師法）に、守秘義務（秘密を守ること）が明記されているよ

問題にチャレンジ！

患者の権利を示す具体的な例を以下に挙げます。
a～cのどの権利に当てはまるか、考えてみましょう。

a 自己決定の権利　**b** 選択の自由の権利　**c** 機密が守られる権利

- 受けたくないと思った治療を拒否すること[6.　　　]
- 電子カルテに載っている自分の病名や症状に関する情報が、無関係の人にむやみに見られることなく守られること[7.　　　]
- 病気について別の医療機関で意見を求め（セカンドオピニオン）、自分で受けたい治療を選ぶこと[8.　　　]

PART 4 看護のための社会 いのちの尊重につながる！医療・生命にかかわる倫理

生殖の倫理

- 子どもを産み育てることを[9.　　　　]という。
- 性と生殖に関する個人の健康、および権利を[10.　　　　　　　　　]という。
- 不妊に対して医療が介入することを不妊治療という。このなかでも、体外受精、顕微受精などの高度な方法で行うものを[11.　　　　　　　]という。身体的、経済的な負担をともなうこれらの治療は、2022年から一部が保険適用となった。
- 妊娠を意図的に中断することを[12.　　　　　　]という。実施の理由や可能な時期は[13.　　　　　　]において厳密に規定されている。

臓器移植

- 病気などで臓器の機能が低下し、移植でしか治らない人に対して、他者の健康な臓器を移植することを[14.　　　　　]という。日本では、臓器の移植に関する法律（臓器移植法）によって条件が定められている。
- 臓器を提供する人を[15.　　　　]、臓器の提供を受ける人を[16.　　　　　]という。
- 脳のすべての機能が失われ、もとに戻らなくなった状態を[17.　　　　]という。臓器移植法においては、臓器提供を前提とした場合に限り、人の死とされている。
- 臓器提供を行う、または行わないなどの意思を、マイナンバーカードや運転免許証などに記入、またはインターネットから登録して示しておくことを[18.　　　　　]という。
- 脳死状態になった場合、原則として本人の意思が尊重されるが、臓器提供をするという意思表示をしていても、[19.　　　　]の承諾がなければ臓器提供は行われない。また、本人が臓器提供をしないという意思表示をしていなければ、家族による同意で臓器提供を行うことが可能である。

臓器提供が可能な臓器

脳死後に提供できる	心臓が停止した死後に提供できる
● 心臓	● 腎臓
● 肺	● 膵臓
● 肝臓	● 眼球（角膜）
● 小腸	

＊このほか、健康な家族などから臓器の部分提供を受ける生体移植がある（生体肝移植、生体腎移植など）。

終末期医療

- 最期までその人らしく生ききることを支えるケアを[20.　　　　　　　　]という。身体的、精神的な苦痛を取り除き、[21.　　　　　　　]をできるだけ高く保つことが大切とされる。
- 病状などが進行し自分で意思表示ができなくなった場合に備えて、希望する治療・ケアについてあらかじめ示しておく書面を[22.　　　　　　]という。
  また、そのようなときに受けたい治療・ケアについて家族や医療従事者とともに繰り返し話し合うプロセスを、[23.　　　　　　　　　　]という。

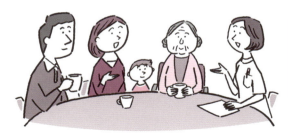

アドバンスケアプランニング（ACP）は、地域包括ケアシステム（P.94）ともかかわりが深いよ。厚生労働省は「人生会議」という愛称をつけて、普及をめざしているんだ

5 健康な社会づくりにつながる！
公衆衛生

看護のための社会

公衆衛生の知識

TOPICS
保健師とその役割／感染症対策／母子保健／
産業保健／災害時の医療

保健師とその役割

- 広く社会に目を向けた"みんなの健康"のことを、[1.　　　　　]という。
- 看護職のなかで、とくに公衆衛生を専門とする職種を[2.　　　　　]という。
- 地域保健をつかさどる行政機関は[3.　　　　　]であり、都道府県・政令指定都市・中核市・特別区などに設置されている。
- 一方、地域住民に対して保健サービスを提供する行政機関は[4.　　　　　]であり、市町村に設置されている。

感染症対策

- 細菌やウイルスなどの微生物が体内に侵入し、増殖した状態を[5.　　　]といい、それにより生じる病気の総称を[6.　　　　　]という。
- 感染の要因には、侵入してくる微生物である[7.　　　　　]、侵入ルートである[8.　　　　　]、かかりやすさである[9.　　　　　]の3つがある。これらがすべてそろうと感染が成立する。感染症を予防するためには、3つの要因それぞれに対して対策をする必要がある。
- 感染症の世界的な大流行のことを[10.　　　　　]という。

感染成立の3つの要因と、その対策

感染源	感染経路	宿主の感受性
↓	↓	↓
封じ込める	遮断する	抵抗力をつける
例：感染者の隔離	例：手洗い・消毒、マスクの着用	例：栄養・睡眠、ワクチン接種

母子保健

- 妊娠期から子育て期までの母子の健康を守ることを[11.　　　　　]という。
- 妊娠した女性（妊婦）には、市区町村への届出により[12.　　　　　]が交付される。
- 妊婦の健康状態や妊娠の経過をみるための健康診査を[13.　　　　　]といい、現在は公費で受けられるようになっている。
- 出生した子どもは、おおむね1歳までの間に定期的に[14.　　　　　]を受け、その後は[15.　　　]と[16.　　　]のときに健康診査を受ける。

102

産業保健

- 働く人々の健康を守ることを [17.　　　　　　　] という。
- 働く人々の労働条件や休日などを定めた法律を [18.　　　　　　　] という。
- 働く人々の安全や健康を守るための法律を [19.　　　　　　　] といい、職場における定期的な [20.　　　　　　　] などが定められている。
- 特定の職業についていることが原因でかかる病気を [21.　　　　　　　] といい、とくに業務との因果関係が認められたものを [22.　　　　　　　] という。原因には、化学物質や粉塵などのほか、長時間労働や、過度の [23.　　　　　　　] なども含まれる。
- 仕事とプライベートがそれぞれ充実し、調和がとれた状態を [24.　　　　　　　] という。

さっき学んだ保健師は、働く人々を対象にも活躍しているんだよ

 ## 災害時の医療

- 災害時は、都道府県が整備する [25.　　　　　　　] などの各種医療機関や、救護所や避難所で医療が提供される。また、[26.　　　　　　　] が地域における医療・救護体制などの構築や、さまざまな機関や団体との連絡・調整役を担う。
- 避難所などで長時間過ごすことで起こりうる重大な二次健康被害に、[27.　　　　　　　]※がある。
- 限られた医療資源を適切に分配し、1人でも多くの人を助けるために、搬送・治療の優先順位を決めることを [28.　　　　　　　] という。
- 専門的な訓練を受けた医師や看護師からなる医療チームを [29.　　　　　　　] という。災害発生直後に駆けつけ、救命措置やトリアージ、搬送などを行う。

※正しくは、深部静脈血栓症／肺血栓塞栓症という。膝から下に血栓ができることを深部静脈血栓症といい、血栓がはがれて血流にのって心臓から肺に届き、肺の血管が詰まると肺血栓塞栓症を生じ、重篤となる

COLUMN

ナイチンゲールって現代の社会にどんな影響を与えたの？

　近代看護教育の生みの親として知られるフローレンス・ナイチンゲール（1820～1910）は、看護の枠を超えて、公衆衛生や統計学の発展にも大きな影響を与えました。
　クリミア戦争に看護師として従軍した際は、野戦病院の衛生状況を改善し、傷病兵の死亡率を劇的に引き下げることに成功しました。また、死亡率などのデータ分析には統計学の知識を活用し、わかりやすいグラフを用いて行政や軍の関係者に伝える工夫をしました。この取り組みは、現代のエビデンスに基づく医療（EBM）の先駆けともいえます。
　ナイチンゲールが40歳のときに著した『看護覚え書き』は、"看護とは何か"を伝える名著として今も読み継がれています。手に取った際は、ナイチンゲールの理念が公衆衛生にどのように活かされているか、ぜひ考えてみてください。

昭和・平成・令和 できごと年表

これから看護を学んでいくにあたり、異なる世代の方々（多くの場合は高齢者）と接する機会がたくさんあります。患者さんの生まれ年からどんな生活を送ってこられたか思いを巡らせて、コミュニケーションに生かしましょう。

西暦	年号	干支	歴史上のできごと・事件・政策など	社会的な話題・流行	「日本レコード大賞」受賞作
1926	昭和元	寅	労働農民党の結成	川端康成『伊豆の踊子』	
1927	2	卯	金融恐慌	日本初の地下鉄開通（上野-浅草間）	
1928	3	辰	初の男子普通選挙／張作霖爆殺事件	ラジオ体操放送開始	
1929	4	巳	ウォール街で株価暴落、世界恐慌	小林多喜二『蟹工船』	
1930	5	午	ロンドン海軍軍縮会議	林芙美子『放浪記』／「アチャラカ」	
1931	6	未	満州事変	羽田空港開港／宮澤賢治『雨ニモマケズ』	
1932	7	申	満洲国建国宣言／五・一五事件／桜田門事件	東京市35区の成立	
1933	8	酉	国際連盟脱退／ヒトラー内閣成立	ヨーヨー流行／「東京音頭」流行	
1934	9	戌	陸軍士官学校事件／室戸台風	ベーブ・ルース来日	
1935	10	亥	天皇機関説事件	築地市場開場	
1936	11	子	二・二六事件／スペイン内戦	国会議事堂落成／「前畑ガンバレ」（ベルリン五輪）	
1937	12	丑	盧溝橋事件、日中戦争勃発／飛行船ヒンデンブルク号爆発事故	ヘレン・ケラー来日／志賀直哉『暗夜行路』	
1938	13	寅	国家総動員法公布／厚生省設置	1940年東京五輪の中止決定／木炭自動車登場	
1939	14	卯	第2次世界大戦勃発／ノモンハン事件	「産めよ殖やせよ国のため」（厚生省「結婚十訓」）	
1940	15	辰	大政翼賛会発足／日独伊三国同盟	敵性語追放／「贅沢は敵だ」	
1941	16	巳	太平洋戦争勃発	戦艦大和竣工／「月月火水木金金」	
1942	17	午	ミッドウェー海戦	関門トンネル開通／「欲しがりません勝つまでは」	
1943	18	未	学徒出陣／イタリア無条件降伏	芋パン／映画「無法松の一生」	
1944	19	申	学童疎開／サイパン島陥落／ノルマンディー上陸作戦	硫黄マッチ／「一億火の玉」	
1945	20	酉	東京大空襲／沖縄戦／広島・長崎に原爆投下／終戦	玉音放送／闇市の出現／タケノコ生活	
1946	21	戌	日本国憲法公布	スミ塗り教科書／霧島昇・並木路子「リンゴの唄」	
1947	22	亥	教育基本法・学校教育法施行／インド・パキスタン分離独立	第1次ベビーブーム／学校給食の開始	
1948	23	子	医療法施行／保健婦助産婦看護婦法施行／帝銀事件／大韓民国・朝鮮民主主義人民共和国の分立	サマータイム実施／プロ野球初のナイター開催／笠置シヅ子「東京ブギウギ」	
1949	24	丑	日本国有鉄道発足／中華人民共和国の樹立	為替レート1ドル＝360円／藤山一郎・奈良光枝「青い山脈」	
1950	25	寅	朝鮮戦争勃発／警察予備隊発足	第1回さっぽろ雪まつり／千円札発行／ネッカチーフ流行	
1951	26	卯	サンフランシスコ講和条約／日米安保条約調印	赤痢流行／民間ラジオ放送開始／日本初のLPレコード販売	
1952	27	辰	連合国軍の日本占領終了	日本初のボウリング場開場／江利チエミ「テネシー・ワルツ」	
1953	28	巳	奄美群島返還／朝鮮戦争休戦	硬貨式公衆電話機登場／テレビ放送の開始／「真知子巻き」流行	
1954	29	午	自衛隊の発足／第五福竜丸事件	マリリン・モンロー来日／うたごえ喫茶／サブリナパンツ流行／神武景気	
1955	30	未	森永ヒ素ミルク事件／ワルシャワ条約締結／アジア＝アフリカ会議	ヘレン・ケラー来日／石原慎太郎『太陽の季節』	
1956	31	申	日ソ共同宣言調印／国連加盟	「もはや戦後ではない」（1956年『経済白書』）	
1957	32	酉	南極に昭和基地設立／スプートニク1号打ち上げ	五千円札、百円硬貨発行／ホッピング流行／三種の神器	
1958	33	戌	ヨーロッパ経済共同体（EEC）発足	岩戸景気／一万円札発行／東京タワー完成／フラフープ流行	
1959	34	亥	伊勢湾台風／キューバ革命	皇太子明仁親王結婚／メートル法完全実施／タフガイ（石原裕次郎）	水原弘「黒い花びら」
1960	35	子	安保闘争／所得倍増計画／チリ地震	カラーテレビ放送の開始／ダッコちゃん流行	松尾和子／和田弘とマヒナスターズ「誰よりも君を愛す」

104

西暦	年号	干支	歴史上のできごと・事件・政策など	社会的な話題・流行	「日本レコード大賞」受賞作
1961	36	丑	国民皆保険の実現／ベルリンの壁建設	坂本九「上を向いて歩こう」／「巨人、大鵬、卵焼き」	フランク永井「君恋し」
1962	37	寅	国立がんセンター設立／キューバ危機	五輪景気／ジャニーズ事務所創業／「あたり前田のクラッカー」	橋幸夫/吉永小百合「いつでも夢を」
1963	38	卯	老人福祉法施行／ケネディ大統領暗殺	新千円札発行／「鉄腕アトム」放送開始	梓みちよ「こんにちは赤ちゃん」
1964	39	辰	ライシャワー事件／パレスチナ解放機構（PLO）設立	東京五輪開催／東海道新幹線開業／「カギッ子」	青山和子「愛と死をみつめて」
1965	40	巳	日韓基本条約調印／ベトナム戦争アメリカ介入	初のベトナム反戦デモ／いざなぎ景気／三浦綾子『氷点』	美空ひばり「柔」
1966	41	午	母子保健法施行／黒い霧事件／文化大革命	ビートルズ来日／「ジャングル大帝」放送開始	橋幸夫「霧氷」
1967	42	未	公害対策基本法施行／ヨーロッパ共同体（EC）発足	人口1億人突破／ミニスカート流行／グループサウンズ流行	ジャッキー吉川とブルー・コメッツ「ブルー・シャトウ」
1968	43	申	小笠原諸島返還／大気汚染防止法、騒音規制法施行	大学紛争／郵便番号制度開始／司馬遼太郎『竜馬がゆく』	黛ジュン「天使の誘惑」
1969	44	酉	アポロ11号月面着陸	香港かぜ流行／映画「男はつらいよ」第1作／アニメ「サザエさん」	佐良直美「いいじゃないの幸せならば」
1970	45	戌	よど号ハイジャック事件／アポロ13号生還	大阪万博開催／「トミカ」発売／パンストブーム	菅原洋一「今日でお別れ」
1971	46	亥	環境庁設置／ドル・ショック	第2次ベビーブーム／マクドナルド1号店開店／カップヌードル発売	尾崎紀世彦「また逢う日まで」
1972	47	子	沖縄返還／日中国交正常化／あさま山荘事件	札幌冬季五輪／田中角栄「日本列島改造論」／「お客様は神様です」	ちあきなおみ「喝采」
1973	48	丑	円、変動相場制に移行／ベトナム和平協定	第1次オイルショック／ノストラダムスの大予言／南こうせつとかぐや姫「神田川」	五木ひろし「夜空」
1974	49	寅	ルバング島で小野田元陸軍少尉発見／ニクソン大統領辞任	セブン-イレブン1号店開店／「巨人軍は永久に不滅です」／べるばらブーム	森進一「襟裳岬」
1975	50	卯	第1回先進国首脳会議（サミット）／ベトナム戦争終結	山陽新幹線博多まで開通／エリザベス女王来日／フリスビー流行	布施明「シクラメンのかほり」
1976	51	辰	ロッキード事件／南北ベトナム統一	国内初の5つ子誕生／「記憶にございません」	都はるみ「北の宿から」
1977	52	巳	ダッカ日航機ハイジャック事件／気象衛星「ひまわり」打ち上げ	王貞治756号本塁打世界新記録／「ドリフ大爆笑」放送開始	沢田研二「勝手にしやがれ」
1978	53	午	日中平和友好条約調印／宮城県沖地震	成田空港開港／初の体外受精児誕生（英）／「ザ・ベストテン」放送開始	ピンク・レディー「UFO」
1979	54	未	東京サミット開催／サッチャー英首相就任	共通一次試験開始／ウォークマン発売／インベーダーゲーム流行	ジュディ・オング「魅せられて」
1980	55	申	モスクワ五輪ボイコット／イラン・イラク戦争	山口百恵引退／ジョン・レノン銃殺事件／ルービックキューブ流行	八代亜紀「雨の慕情」
1981	56	酉	国際障害者年／スペースシャトル初飛行	ローマ法王初来日／ピンク・レディー解散	寺尾聰「ルビーの指環」
1982	57	戌	ホテルニュージャパン火災／フォークランド紛争	東北・上越新幹線開業／CD発売／映画「セーラー服と機関銃」	細川たかし「北酒場」
1983	58	亥	日本海中部地震／大韓航空機撃墜事件	女子大生ブーム／東京ディズニーランド開業	細川たかし「矢切の渡し」
1984	59	子	グリコ・森永事件／ガンジー首相暗殺	新札発行（千円、五千円、一万円札）／エリマキトカゲブーム	五木ひろし「長良川艶歌」
1985	60	丑	電電公社民営化（NTT発足）／日航ジャンボ機墜落事故	ショルダーホン発売／DCブランドブーム	中森明菜「ミ・アモーレ（Meu amoré…）」
1986	61	寅	男女雇用機会均等法施行／チェルノブイリ原発事故	バブル景気／英皇太子夫妻来日（ダイアナフィーバー）	中森明菜「DESIRE」
1987	62	卯	国鉄分割民営化（JR発足）／ブラックマンデー	日本初のエイズ患者認定／アサヒスーパードライ発売	近藤真彦「愚か者」
1988	63	辰	リクルート事件／パレスチナ独立宣言／ペレストロイカ	青函トンネル開通／映画「となりのトトロ」／「24時間戦えますか」	光GENJI「パラダイス銀河」
1989	平成元	巳	昭和天皇崩御／ベルリンの壁崩壊／天安門事件	消費税実施（3%）／ゲームボーイ発売／渋カジブーム	Wink「淋しい熱帯魚」
1990	2	午	東西ドイツ統一／湾岸危機	第1回センター試験／日本人初の宇宙飛行／ティラミスブーム	堀内孝雄「恋唄綴り」／B.B.クィーンズ「おどるポンポコリン」
1991	3	未	雲仙普賢岳噴火／湾岸戦争／ソ連解体	バブル経済崩壊／若貴ブーム／ドラマ「東京ラブストーリー」	北島三郎「北の大地」／KAN「愛は勝つ」
1992	4	申	育児休業法施行／バブル崩壊	きんさん・ぎんさんブーム／東海道新幹線「のぞみ」運転開始	大月みやこ「白い海峡」／米米CLUB「君がいるだけで」
1993	5	酉	北海道南西沖地震／55年体制崩壊／欧州連合（EU）成立	冷害による米不作／皇太子徳仁親王結婚／Jリーグ発足／ポケベルブーム	香西かおり「無言坂」
1994	6	戌	政治改革関連法成立／中東和平でノーベル平和賞	就職氷河期／コギャルブーム／「同情するなら金をくれ」	Mr.Children「innocent world」
1995	7	亥	阪神・淡路大震災／地下鉄サリン事件	Windows95発売／野茂英雄大リーグ新人賞／小室ファミリー	trf「Overnight Sensation ～時代はあなたに委ねてる～」
1996	8	子	厚生省汚職事件／在ペルー日本大使公邸占拠事件	O-157食中毒／薬害エイズ／羽生善治7冠独占	安室奈美恵「Don't wanna cry」

西暦	年号	干支	歴史上のできごと・事件・政策など	社会的な話題・流行	「日本レコード大賞」受賞作
1997	9	丑	臓器移植法施行／神戸連続児童殺傷事件／香港返還	消費税5％／クローン羊ドリー／たまごっちブーム／映画「タイタニック」	安室奈美恵「CAN YOU CELEBRATE？」
1998	10	寅	金融ビッグバン／和歌山カレー事件	長野五輪／郵便番号7桁化／「だっちゅーの」	globe「wanna Be A Dreammaker」
1999	11	卯	初の脳死移植実施／欧州新通貨ユーロ誕生	地域振興券配布／カリスマ店員・美容師ブーム／「だんご三兄弟」	GLAY「Winter, again」
2000	12	辰	介護保険制度開始／三宅島噴火／沖縄サミット開催	二千円札発行／IT革命／iモード／「おっはー」	サザンオールスターズ「TSUNAMI」
2001	13	巳	小泉内閣発足／米同時多発テロ(9.11)	国内初のBSE感染牛確認／映画「千と千尋の神隠し」	浜崎あゆみ「Dearest」
2002	14	午	初の日朝首脳会談／バリ島爆弾テロ	デフレ不況／日韓W杯／タマちゃんブーム	浜崎あゆみ「Voyage」
2003	15	未	日本郵政公社発足／少年事件多発／イラク戦争	SARS問題／六本木ヒルズ開業／養老孟司『バカの壁』／「へぇ～」	浜崎あゆみ「No way to say」
2004	16	申	新潟県中越地震／イラク日本人人質事件	ヨン様ブーム／イチロー大リーグ年間最多安打数新記録	Mr.Children「Sign」
2005	17	酉	郵政民営化法成立／JR福知山線脱線事故	愛知万博／クールビズ／過去最低の合計特殊出生率(1.26ショック)	倖田來未「Butterfly」
2006	18	戌	安倍内閣発足／ライブドア事件／北朝鮮核実験	ブログブーム／ハンカチ王子／イナバウアー	氷川きよし「一剣」
2007	19	亥	防衛省設置／消えた年金問題／米サブプライム問題	第1回東京マラソン／ビリーズブートキャンプ／「どんだけ～」	コブクロ「蕾（つぼみ）」
2008	20	子	後期高齢者医療制度開始／リーマンショック	東証バブル後最安値／iPhone日本上陸／ファストファッション	EXILE「Ti Amo」
2009	21	丑	政権交代、事業仕分け／米オバマ大統領就任	新型インフルエンザ流行／マイケル・ジャクソン急死／草食男子	EXILE「Someday」
2010	22	寅	尖閣諸島問題／小惑星探査機はやぶさ帰還	SNS普及、「○○なう」／食べるラー油／山ガール	EXILE「I Wish For You」
2011	23	卯	東日本大震災／福島第一原発事故	計画停電／なでしこジャパン世界一／「がんばろう東北」／「絆」	AKB48「フライングゲット」
2012	24	辰	第二次安倍内閣発足／尖閣諸島国有化	東京スカイツリー開業／山中伸弥博士ノーベル賞／LINE普及	AKB48「真夏のSounds good！」
2013	25	巳	アベノミクス始動／TPP協定交渉参加正式表明	PM2.5問題／2020東京五輪招致決定／「じぇじぇじぇ」「今でしょ」	EXILE「EXILE PRIDE～こんな世界を愛するため～」
2014	26	午	御嶽山噴火／韓国セウォル号沈没事故	消費税8％／STAP論文問題／映画「アナと雪の女王」	三代目 J Soul Brothers from EXILE TRIBE「R.Y.U.S.E.I.」
2015	27	未	安全保障関連法成立／米キューバ国交回復	五輪エンブレム問題／爆買い／五郎丸ポーズ	三代目 J Soul Brothers from EXILE TRIBE「Unfair World」
2016	28	申	マイナンバー制度開始／熊本地震／伊勢志摩サミット	ポケモンGO／SMAP解散／映画「君の名は。」「シン・ゴジラ」	西野カナ「あなたの好きなところ」
2017	29	酉	九州北部豪雨／米トランプ大統領就任	藤井四段29連勝／ニンテンドースイッチ／インスタ映え	乃木坂46「インフルエンサー」
2018	30	戌	北海道胆振東部地震／西日本豪雨／米朝首脳会談	豊洲市場開場／羽生結弦五輪2連覇／ビットコイン／映画「万引き家族」	乃木坂46「シンクロニシティ」
2019 令和元		亥	天皇陛下即位／「令和」に改元／京都アニメーション放火殺人事件	消費税10％／働き方改革／タピオカブーム	Foorin「パプリカ」
2020	2	子	新型コロナウイルス流行、WHOパンデミック宣言／英EU離脱	緊急事態宣言／「鬼滅の刃」ブーム／Nizi Project	LiSA「炎」
2021	3	丑	新型コロナワクチン接種開始／米バイデン大統領就任	東京五輪／大谷翔平米大リーグMVP／Ado「うっせえわ」	Da-iCE「CITRUS」
2022	4	寅	安倍元首相銃撃事件／成人年齢18歳に引き下げ／ウクライナ侵攻	カタールW杯で16強／ヤクルト1000／映画「ONE PIECE FILM RED」	SEKAI NO OWARI「Habit」
2023	5	卯	新型コロナ「5類」移行／インボイス制度開始／ガザ侵攻	藤井八冠誕生／アニメ「推しの子」／生成AI	「ケセラセラ」Mrs. GREEN APPLE
2024	6	辰	能登半島地震／マイナ保険証導入	パリ五輪／「紅麹」サプリ健康被害／大谷翔平「50-50」達成	「ライラック」Mrs. GREEN APPLE
2025	7	巳	―	―	―

参考文献
1. 矢野恒太記念会 編：数字でみる日本の100年 改訂第6版．矢野恒太記念会，東京，2013．
2. アマナイメージズ：年表でみる20世紀の歴史．https://www.amanaimages.com/pickup/feature/editorial/20thhistory.html (2025/2/3 閲覧)
3. ファッションビジネス学会，ファッション産業史研究部会 編：ファッション産業年表．
   https://www.fbsociety.com/nenpyo/index.html (2025/2/3 閲覧)
4. 高山／湯布院昭和館：昭和の年表．https://showakan.jp/about/showa-chronology/ (2025/2/3 閲覧)
5. 時事通信：【図解】あの年に何が起きたか．平成を振り返る10bigニュース(1989～2018)．
   https://www.jiji.com/jc/graphics?p=ve_soc_general-10bignews-top (2025/2/3 閲覧)
6. Webサイト「年代流行」．https://nendai-ryuukou.com/ (2025/2/3 閲覧)
7. TBSテレビ：日本レコード大賞 歴代受賞者一覧．https://www.tbs.co.jp/recordaward/winner/ (2025/2/3 閲覧)

SPECIAL COLUMN

就職活動の流れ

　看護学生の就職活動は、いつごろから、どんな流れで進めるとよいのでしょうか。3年制の学校の場合で、一般的なスケジュールを示します。

　2年生の夏休みから就職活動を始める人が多いようです。気になる病院がある人は資料請求から始めてみましょう。気になる病院がない人は複数の病院が参加する合同説明会ならいろいろな話を聞くことができ、病院選びの参考にできます。インターンシップを利用すると、施設の見学や看護体験、先輩看護師との交流などを通して実際の雰囲気を感じることができるのでオススメです。

　3年生の春から夏にかけて応募のピークになります。応募から内定までの期間がだいたい1〜2か月程度です。面接や筆記試験の対策を行い、自信をもって選考にのぞめるようにしましょう。小論文は学校の就職課の方などに添削してもらい、練習するとよいでしょう。周囲の友だちに内定が出始めても、焦らないことも大事です。

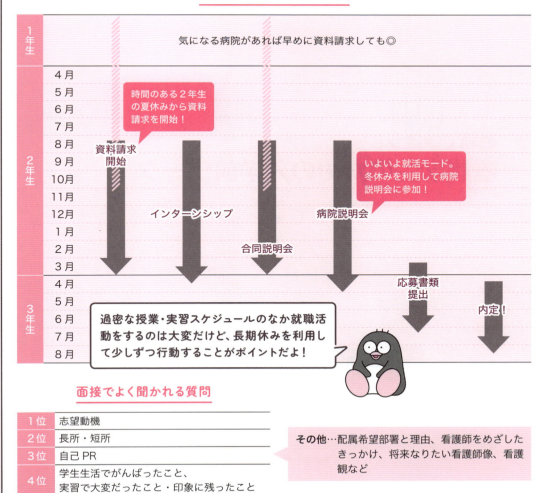

就職活動のスケジュール例

面接でよく聞かれる質問

1位	志望動機
2位	長所・短所
3位	自己PR
4位	学生生活でがんばったこと、実習で大変だったこと・印象に残ったこと

その他…配属希望部署と理由、看護師をめざしたきっかけ、将来なりたい看護師像、看護観など

動画で学ぼう！
看護学生のための入学前ワーク

2025年3月15日　第1版第1刷発行

編　集　プチナース編集部
発行者　森山　慶子
発行所　株式会社 照林社
〒112-0002
東京都文京区小石川2丁目3-23
電　話　03-3815-4921（編集）
　　　　03-5689-7377（営業）
https://www.shorinsha.co.jp/
印刷所　株式会社シナノ パブリッシングプレス

- ●本書に掲載された著作物（記事・写真・イラスト等）の翻訳・複写・転載・データベースへの取り込み、および送信に関する許諾権は、照林社が保有します。
- ●本書の無断複写は、著作権法上の例外を除き禁じられています。本書を複写される場合は、事前に許諾を受けてください。また、本書をスキャンしてPDF化するなどの電子化は、私的使用に限り著作権法上認められていますが、代行業者等の第三者による電子データ化および書籍化は、いかなる場合も認められていません。
- ●万一、落丁・乱丁などの不良品がございましたら、「制作部」あてにお送りください。送料小社負担にて良品とお取り替えいたします（制作部 ☎0120-87-1174）。

検印省略（定価はカバーに表示してあります）
ISBN978-4-7965-2639-5
©Shorinsha/2025/Printed in Japan